时间的中医新悟：

人体免疫力的动态阐述

王 波 著

U0320649

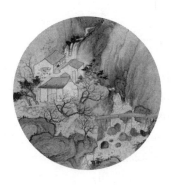

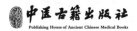

中医古籍出版社
Publishing House of Ancient Chinese Medical Books

图书在版编目（CIP）数据

时间的中医新悟：人体免疫力的动态阐述 / 王波著 . —北京：中医古籍出版社，2021.7

ISBN 978-7-5152-1179-4

Ⅰ.①时… Ⅱ.①王… Ⅲ.①中医学—免疫学 Ⅳ.① R229

中国版本图书馆 CIP 数据核字（2021）第 052427 号

时间的中医新悟：人体免疫力的动态阐述

王波 著

策划编辑	李　淳	
责任编辑	刘　婷	
特约编辑	张　威	
插图绘制	齐朝晖　司小夕	
出版发行	中医古籍出版社	
社　　址	北京东直门内南小街 16 号（100700）	
电　　话	010-64089446（总编室）010-64002949（发行部）	
网　　址	www.zhongyiguji.com.cn	
印　　刷	廊坊市鸿煊印刷有限公司	
开　　本	880mm×1230mm　1/32	
印　　张	7.25	
字　　数	150 千字	
版　　次	2021 年 7 月第 1 版　2021 年 7 月第 1 次印刷	
书　　号	ISBN 978-7-5152-1179-4	
定　　价	48.00 元	

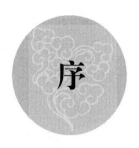

序

　　我对"时间医学"缺乏研究，但当我看到本书提到"气化时间医学"的概念时，兴趣就一下子被激发起来。"气化"是中医学里一个十分重要的概念。虽然近年来众多中医工作者重视了对气化概念的研究，发表了不少论文或著作，但大多是在理论的层面论述，并没有同临床结合起来，更没有从"人体气化学说"的角度来进行研究。所以近几年我一直在呼吁加强对气化的研究。王波医师多年从事儿科临床工作，他调至广安门医院时我已到中国中医科学院工作，从同事口中得知他在儿科领域已经很有名气，因其疗效极好，从而备受患者欢迎。

　　在诊疗时，王波医师常以运气学说为指导思想，结合季节、节气、时辰众多因素来调整治疗方法，取得了显著的成效。他把所著《时间的中医新悟》的手稿赐我一读，浏览过后，使我汗颜，更体会到他的学识渊博。他不仅在临床诊疗方面得心应手，而且在学术理论方面更有建树。须知"气化"和"时间医学"的概念涉及哲学、生物学、医学、天体学、气象学、物理学等不同学科，要把其中相关内容串联起来，需要阅读大量书籍，具有十分丰富的知识储备，融会贯通，方能认识和理解有关规律。这让我想起孔老夫子的话："后生可畏，焉知来者之不如今也？"对年轻人应当刮目相看，中医的发展依托于年轻人，这是值得充满期望的事情。

中医理论，特别是基础理论，虽经过几千年的发展，形成了一套比较完整的体系，但由于历史原因，有的内容不够完备，有的内容需要用现代语言诠释，有的内容需要进一步深化发展。现在，中医中药处在天时、地利、人和俱备的大好时代下，但中医学术的发展还不能满足临床疾病诊疗和健康养生的需求。其中，理论创新不足是一个重要原因。应当随着社会进步和科技发展，不断推进中医理论的创新，为中医临床提供更好的理论支持。正所谓"传承精华，守正创新"，中医药理论的传承和创新是中医药发展的重要基础。

古人谓"文以载道"，气化时间医学阐述的是中医基础理论之道。它以整体观念和天人相应的理论为中心，以气化为动力，时间为空间，遵循阴阳、五行的运行规律，结合脏腑、经络、气血等生理、病理变化，将各种诊疗学说融为一体，提出了诊断、治疗及方药的应用原则和方法，为读者进一步理解不同的辨证方法及其相关联系提供了新的认识。作者将运气学说应用于中医理论和临床治疗中，将一些人看来十分玄妙或难以理解的观点，如五运六气、子午流注、河图洛书等，在书中有机联系起来，组成气化时间医学的重要内容，并作为指导实践的理论基础应用于临床。同时，作者将全息理论、生物钟节律、磁场效应、免疫学原理等现代医学知识也加入了"气化时间医学"之中，使本书更具有时代特征。

书中对"经络""藏象""三焦""气血"等概念提出了不同以往的解释。如："经络实际上是一种空间，是黏膜之间的空隙；而'经脉''络脉'的'脉'指的是缝隙空间，是黏膜之间的空间通路。"这一说法显然受到了经络实质研究中一些假说的影响；"中医的气血，不是指血氧饱和度和血容量，是指在微细毛细血管网之间积蓄，起到沟通、衔接微小动、静脉之间很少量的气与血。"这些论述是否正确，还需要大量的临床研究来证实。但是，作者的可贵之处在于对传统的中医观点敢于提出自己的见解，而且这些见解又同临床联系起来，形成系统认识，这是一种创新。如果这些认识能够经过反复的临床实践，不断得到更新，最终会形成新的理论。

"天人相应"是中医对人和自然关系的高度概括。人生活在宇宙中，宇宙的变化会影响到人体的生理和病理变化。恩格斯曾经说过："最早的希腊哲学家同时也是自然科学家。"说明哲学和自然科学是密不可分的。而作为以古代哲学为指导的中医学，必然会涉及许多自然现象。《黄帝内经》的各篇中，处处体现了人与自然的关系。所以要学好中医基础理论，必须要有各种自然科学知识的储备，对于中国古代天文学、气象学、物候学、数学以及历法知识均要有所涉猎。特别是运气学说，将宇宙的变化，以及日、月、星辰、季节、气候对人类的影响以及人体各种生理病理变化尽述其中。如没有相应的天文学、气象学及古代历法的知识，很难理解其相关内容，更难以解释其中的相互关系和规律。孔老夫子提出要"多闻，择其善者而从之"，才能做到"博学、审问、慎思、明辨、笃行"。作者博览有关知识，应用在运气学说及中医理论研究中，以审慎辨析，解释内涵，触类旁通，并取得了一定成果，这对我们学习中医理论是一个重要启示。

图文并茂是本书的又一大特点。中医理论，特别是有关阴阳、气血、脏腑、经络的论述，理解起来十分困难。尤其是运气学说，更是深奥难懂。本书在阐明中医概念的同时，从生活中常见的动作行为入手，配以简单明了的插图，让人一看就懂，明白其内在的含义。同时增加了本书的趣味性，使枯燥无味的理论变得妙趣横生。

本书从天人相应的整体观出发，将宇宙间大气的气化和人体的气化进行了诠释，同天、地和人的时相变化规律结合起来，形成了气化时间医学的概念，并进行了全面的论述。这有助于读者进一步理解中医基础理论及辨证论治的思想，从而用来指导临床诊疗。这一论述，对于中医理论是一个创新，对于临床诊疗也有一定的作用。目前在理论研究方面，很多人有一种因循守旧或知难而退的思想。所以我十分赞赏作者这种知难而上、敢为人先的精神。如果作者能将这种精神逐渐延伸至理论深处，无疑可以促进中医药理论的创新和发展。试想，如果没有历代医家的传承和创新，中医药如何能达到现在的水平，为人民健康不断提供保障呢？当然，本书提出的有关观点尚有可商榷之处，需要在临床实践中不断验证，特别是能否在指导临床诊疗方面有所建树还要进行探索。本书在这方面只是开了个头，但"千里之行，始于足下"，我期待作者坚持不懈，克服各种困难，以坚韧不拔的精神攻克理论的难关。诚如作者所言："具体的应用是一个更加系统的思维过程。"此外，书中提到作者关于中医气化临床应用方面还会有其他著作，我个人亦期盼这方面更多的著作早日问世，以飨读者，也欢迎大家关注。

在本书即将付梓之际，我初读为快。本文作为读后感言，推荐给诸君，是以为序。

中国中医科学院　姚乃礼

谨识

2021 年 6 月

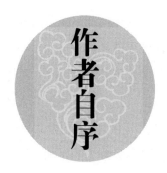

作者自序

　　我学习、从事中医临床已有二十余年。从最初在中医学院学习的八纲辨证、脏腑辨证，逐渐到中医古籍里的三焦辨证、卫气营血辨证以及六经辨证。在运用不同理论的每个时期，每个阶段，都有着对于中医理论的不同困惑，尤其总是感觉没有形成完整的临床理论闭环。在从医十年后，我在遣方用药方面初有心得，患者服药后症状大多可以缓解，但由于患者病情的反复发作和慢性迁延，使得临床复诊患者越来越多。我心中亦是常觉遗憾：为何患者需要持续服药才能缓解症状，稍有停药症状就会反复？在我的内心深处，总有一个声音在提醒我：中医的疗效当不仅限于此。

　　我理想的中医，应该是停药后患者症状不再发生，或是可以维持很长一段时间的无症状状态，这才是治疗的成功，才能真正展示中医治疗慢性迁延性疾病和反复发作性疾病的临床优势。

　　之后，我翻阅了大量中医古籍，最后在中医五运六气及河图洛书的理论中受到了启发。从研究控制症状到研究缓解人体失衡压力，再到研究中医的气化运行。随着研究的深入，我认识到治疗疾病的关键在于调整人体核心部位的平衡。同时，我发现人体的核心平衡状态不是固定不变的，而是一种遵循着大自然动态变化规则的生物钟规律。于是，我开始研究人体生物钟的节律变化规律，这就是人体的"气化时间医学"。在临床上，这项理论可以指导医师动态调整人体免疫力的平衡，运用"天人合一"的中医整体观念，去顺应大自然的时间生物钟规律，使人体的生物钟节律趋于正常，恢复人体免疫力，增强其自我修复功能，在停止治疗后身体健康状态可以保持长效性，这样才能更有效地治疗慢性迁延性和反复发作性的疾病。

在中医思维成长的道路上，我也是经历了由浅入深、逐步深入的过程，所以特别能理解现在的中医工作者和爱好者从中医思维的各个角度对于中医理论形成了各自的理解，有时甚至无法达成一致，甚至互相质疑的状况。

很多民间的中医医师，擅长许多疗效显著的独特治疗方法，却总是感觉缺乏整体的中医理论支撑；也有很多中医院校出来的医师，虽然系统地学习了中医理论知识，却没有形成中医理论思维闭环；很多中医爱好者及初学者，没有根本的中医认识，而是随意选择一本中医教材或者中医古籍进行启蒙，结果不是感觉深奥难懂半途而废，就是感觉知识点、名词学了一大堆，而实际运用时就成了纸上谈兵。

在这里，我愿意把积累二十余年的中医心得跟大家做一个分享。希望本书的阐述能透彻揭示中医思维的根本模式，彻底阐释中医的治病机理。首先使读者具备"守正"的中医思维模式，在此基础上不断地进行"创新"，发展中医药的各种新型治疗方法。同时，可以为揭示中医时间医学体系做出些许贡献。希望用这本书里的中医构架，给大家搭建一座连接中医理论和临床应用的桥梁，为各位同仁开拓中医思维起到些许的作用。

我怀忐忑之心，有幸能将此书手稿向中医前辈大家、原中国中医科学院院长姚乃礼教授求教。姚乃礼教授年近八旬，仍然奋斗在临床一线，坚持出诊与带教学生，可谓日理万机！他在百忙当中抽出时间，对我的作品悉心赐教。我对此倍感荣幸，也深受鼓舞，更加坚定了自己未来的中医之路。为此，特向姚教授致谢！

希望本书能够抛砖引玉，吸引更多读者关注中医气化时间医学，引起共鸣！

王波

2021 年 6 月

目录

第一讲　导论

大家好，欢迎来到我的课堂。

我在临床上带教学生、基层医师，以及在给研究生授课的过程中，发现了一个普遍存在的现象。很多医学生以及基层医师从各个途径入手学习中医学，比如遵从中医院校的学习顺序，按部就班地从《中医基础理论》《中医诊断学》《中药学》《方剂学》学习；或者是从中医经典著作开始学习，如《黄帝内经》《伤寒论》《温病条辨》等；或者遵从某一中医流派，最终构建一套自己的辨证方法。但是，大家在学到一定程度之后，反而困惑会越来越多。为什么呢？因为大家不断学习到新知识、新技术，之后在把这些新知识、新技术应用于临床的时候，面对临床上错综复杂的病情，不知道到底该如何选择自己新掌握的技术。尤其是他可能学到了老师的一样或两样知识、技术、绝活，也就是我们所说临床上的"三板斧"。初诊时，先有几个可以调整的方子去应对一个病，根据患者反馈的症状变化轮换去用。结果临床应用时发现这几个方子的效果并不显著，自己越用越心虚。我们在使用这种提纲式的基础方时，反而不知道怎么进行临证应变。或者说，学生按照老师讲的规则去应变了，却没有得到应有的效果。

针对这个问题，每一位中医临床医师或中医学生都应该从基础做起，也就是说应当重新梳理一遍所学的中医基础知识是否扎实，是否已经清晰、透彻地理解了中医术语的准确含义。

提起时间医学，大家可能都有所耳闻（图1）。什么是时间医学呢？比如子午流注、四季养生，都属于时间医学的范畴。还有最近比较流行的节气养生，到哪个节气我们吃什么，到哪个节气我们干什么等等。除此之外，时间对于人体到底有多重要？接下来我会一步一步地为大家揭开谜底。

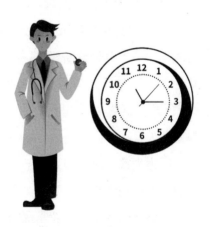

图 1　时间医学

首先要提出四个问题。第一个问题：中医治疗思路的切入点对疾病的治疗有多重要？第二个问题：在阅读中医古籍的时候，大家会不会很羡慕古代名医组方时的神来之笔？例如一两味药改变了整个方子，让整个方子变得特别有活力。第三个问题：学习大学教材的《中医基础理论》《中医诊断学》《中药学》《方剂学》之后，为什么很多人按照教材的思路去思考，却发现自己看不懂《伤寒论》了呢？第四个问题：在《伤寒论》复兴的现今时代，经方的运用是非常流行的，但医师真的从中获益了吗？请大家仔细思考这四个问题。

首先，无论医师用的是针灸、方剂、中药，还是其他治疗方法，一般患者会说："大夫，您看我这个病怎么治合适？用哪个方法更好？配合几种方法一起治疗怎么样？"但是，对于医师，尤其是一个中医师来说，真正发挥作用的并不是操作方式，比如汤药、丸药、针灸、按摩之类，而是我们的思想，我们的思维模式。中医真正的治病利器只有两点：一个是整体观念，另一个是辨证论治。这是诊疗核心，也是指导思想，其他手段都是在这个指导思想下的一些延伸，一些具体的操作模式而已。必须先掌握中医这两种核心的治疗指导思想以后，再谈如何去运用它。无论是用中药还是针灸，是用内治法还是用外治法，都会取得疗效。

很多人在学习中医的时候，往往倾向于学习具体的中医技术，其实这属于本末倒置。中医从古至今有很多不同的学术流派，也有很多不同的诊断、治疗方法，如舌诊、脉诊等。那么遵从哪一家流派才能把病治好？每一家流派的特点又是怎么样的？所以，通过对中医整体运动性原理的解读，从人体气血阴阳的流转循环链中分析、归纳中医理论基础知识点，使大家的基础更加扎实，能够对古籍研读、临床应用起到很好的辅助作用。如果基础不牢，没有理解相关的中医名词含义，就像照猫画虎一样单纯地照搬古籍上的经验，那就属于纸上谈兵，不知道疾病的治疗靶点在哪里，疗效也就可想而知了。

第二讲　整体观念和辨证论治

　　只有深刻理解中医"整体观念"和"辨证论治"两大核心指导思想，才能做到继承、创新。任何脱离核心思想的创新都是经受不住临床考验的。那么，接下来我们就从解读这两个核心思想开始，揭开中医理论神秘的面纱。

　　首先，请思考"辨证论治"的"证"是什么意思。大家经常会见到一个经典的描述："中医不是头疼医头，脚疼医脚。"尤其是中医学生总是把这句话挂在嘴边。但是，当我反问一句"中医应该如何操作"的时候，得到的回答却是五花八门。有的学生回答我就头疼医头，脚疼医脚，我说这样就回到了旧模式；有的学生回答要头和脚一起医治，我说那肯定不是纯粹的中医思路了；又有学生说应该是辨证论治，后来我就反问什么叫辨证论治？学生回答说四诊合参，根据辨证依据，看造成头痛、脚痛的证是什么，再针对证去治疗就可以了。大家看到，这里涉及一个关键词"证"。很多人认为，"证"可以理解为"阶段"，就是可以把一个疾病分成很多阶段，那么"辨证"就是辨明疾病发生到了哪个阶段。其实更贴切的说法是：辨证是评价、判断患者就诊时的"状态"与"趋势"。状态，就是人体气血阴阳的盛衰程度；趋势，就是人体气血阴阳的消长趋势。

根据评价的视角不同，这个状态和趋势也是多方面的。临床上同样是把脉、看舌苔，所有医师都说自己是辨证论治，但他们又分成不同的学派。这是为什么呢？因为他们的视角是不一样的。

在气血变化这个层面，八纲辨证被用得比较多，分为阴阳、表里、寒热、虚实；脏腑辨证看的是五行与脏腑的搭配；三焦辨证看的是疾病的位置；卫气营血辨证看的是疾病的层次。这几个视角都是在气血变化以后出现的。

八纲辨证和脏腑辨证是学校教得最多的内容。为什么？因为它便于学习和记忆。学习中医就像是盖楼，但学生在课堂上学的并不是怎么去盖好一栋楼，像如何安窗户、铺砖等等，这些都没有学习。学生只学了一件事情，就是搭好脚手架。当搭好脚手架之后，我们才能够踩在这个架子上继续盖楼，但是不能说一个脚手架搭得特别好的人是一个盖楼天才。搭脚手架要求一板一眼、方方正正，这就是标准化。在此之后，医学生要选择自己的独特视角，用自己的操作手法，借助脚手架搭出一个精彩的建筑物来。临床上给出一个属于自己的独特治疗方法，或是处方，或是针灸方案，或是推拿方案，都能够取得疗效。如果一板一眼，完全按照脚手架的思维，就不能给出一个有效的处方来。

所以，我们讲解八纲辨证和脏腑辨证，是为了让大家构建一个扎实的、稳固的知识底层框架，之后还要有一个更大的提升。但如果拘泥在脚手架思维上，那么一定盖不好一座楼，也给不出特别有效的方子。

在阴阳层面，需要判断人体在气血变化之前的阴阳状态。正所谓"无形化有形"，以无形的阴阳化出有形的气血，这就是中医所说的气化。气化非常关键，它等同于西医说的循环。但是，中医所说的气化要高于循环这个层面。

《伤寒论》六经辨证描述的就是人体的阴阳状态和气化状态。所以，有人学习了八纲辨证和脏腑辨证，却看不懂六经辨证的药物加减，原因在于它们并不是在同一视角上阐述问题。前者是去调整已经生化而成的气血，后者是去调整阴阳，从而指导气血的生成。

这张图片可以帮助大家理解中医历史上的各种"辨证"思维（图2）。

图中人手持拳击手靶，击打拳击手靶时发出的响声指代人体的症状。比如咳嗽、流鼻涕、呕吐等，像呕吐是从喉部发出来的声响，咳嗽是从咽部发出的声响。但咽部、喉部并不是发生症状的真正部位。如果医师把视角放宽一点，就不会认为咳嗽、呕吐的表现只局限在咽喉部，而是会把它联系到人体的五脏

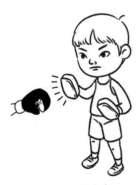

图2 症状发生部位

六腑。

那么，这些症状究竟和哪些脏腑相联系呢？以咳嗽为例，可以直接联系到的脏腑是肺脏。因为与咳嗽相关的气管、咽部是络属于肺脏的。如果有鼻塞症状，肺开窍于鼻，因此联系到肺脏；如果是皮肤瘙痒、起疹，因为肺主皮毛，所以也会联系到肺脏。

所以，当医师看到症状以及症状的外在部位时，这仅仅是诊断的第一步，当然是不够的。接下来需要进一步去寻找这些症状在人体内到底属于哪个脏腑。其实即使只完成第一步以后，我们基本就可以先拟出一个处方了。可以针对咳嗽，用一些止咳的药物；针对咽喉，用一些利咽的药物；针对气管痉挛的哮喘，用一些宣肺、养肺、清肺的药物。到此为止，处方基本构成。从理论上说，应用这个处方后，症状应该被控制住，疾病应该被治好了。但是大家知道，实际情况往往是治不好。我们审视这个方子，觉得没什么问题，一切都是按部就班而来的，思维模式并没有问题。那么问题出在哪里？就是出在治疗视角的局限性上。

继续分析，仍然是气管上发生了咳嗽，我们先不关注气管是否络属于肺脏，先看一看到底是什么东西触发了手靶发出响声，这就是症状真正的发生点。手靶不是响声的发出点，仅仅是受力点，老百姓有句话，叫"一个巴掌拍不响"，如果没有一个施力点的话，这个响声不可能发出。气管发生了咳嗽，也就是手靶发出响声；而导致响声发出的正是打手靶的拳头，踢手靶的脚，它们就是致病因素。这个致病因素可以是寒、热、暑、湿、燥、痰，比如说致病因素是痰，就可以用化痰的方法来治疗。按理说，到这一步应该没问题了。本来是"一个巴掌拍不响"，现在把两个巴掌都拆开了，这个巴掌让它收回去，那个巴掌让它补一补，中间再把已经发生的咳嗽治一治。现在已经想得很全面了，导致症状发生的两个因素都已经解决。但是，症状仍然没有消失。这是为什么呢？

我们将视角继续放大，如果觉得是致病因素攻击到了某个部位导致症状发生，那么这个认识是不全面的。踢到手靶的虽然是脚，但是这只脚是谁踢出的呢？除了治疗这个症状本身，我们还可以转换思维，去控制隐藏在幕后的施力方。以肝火犯肺为例，这个时候出现了咳嗽，仅仅去敛肺是不行的，还要去清肝火。把肝火平复了以后，施力方才会消失。就像对手不再伸脚去踢这个手靶，手靶就不会再发生响动，咳嗽的症状这才平息。如果仅仅是把脚束缚住是没有用的，对手所代表的肝脏还是在不断地进行攻击。临床上就是在用药的一段时间内症状会改善，但是人体处于不断循环变化的状态中。在下一个循环的时候，对手还接着会抬起脚去踢手靶，接着仍然会发出这样的响声。如此循环下去，症状就进入吃药缓解、停药复发的状态。反反复复，缠绵难愈。

到这里，施力脏腑、受力脏腑、施力脏腑的病理产物，以及受力脏腑的症状部位都有了，我们的分析已经非常全面，脏腑辨证也已经结合进来。那么我们还能有更广阔的视角吗？

视角继续放大，我们看到了一个老太太在打老头子（图3）。同样是打手靶，这回不用脚踢，改用拳头打了。实际上，这已经是从八纲辩证的角度来思考了。其实这里的老太太、老头子代表

"虚证"，现在我们设定，以年轻人为实，老年人为虚；以女性为阴，男性为阳。那么八纲辨证要素已经基本展现，寒热、虚实、阴阳就划分出来了。所以说八纲辨证研究的是人体的症状发生时，相关的两个脏腑之间的状态关系。

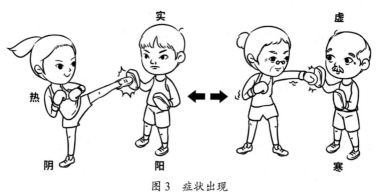

图 3　症状出现

到了这一步。很多人会觉得顺理成章，其实需要继续放大视角。八纲辨证只是脚手架而已，我们在真正应用的时候，要深入理解中医的精髓才可以。

脏腑辨证研究的是什么呢？

首先要研究受力方（图 4），也就是发生症状的这个靶点。比如说患者有了心烦、失眠的症状，它属于心系疾病的问题，心脏五行属火，就好像持手靶的这个人是地处南部的广东人。再比如说有了咳嗽、喘息等肺系症状，肺脏五行属金，持手靶的人也许是地处西部的陕西人。

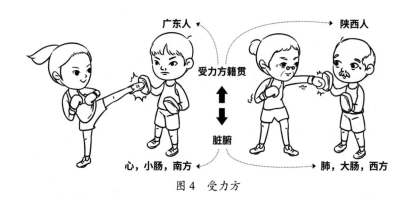

图 4　受力方

其次要研究施力方（图 5），寻找到底是哪个脏腑冲击到了受力点。比如肝脏出了问题导致心烦、失眠，肝属东方，击打手靶的人大概是山东人，临床上表现为肝火扰神。如果肾脏出了问题导致咳喘症状，肾属北方，击打手靶的人可能是辽宁人，临床上表现为肺肾两虚或肾不纳气。

当然，地域的归类是为了让大家更好地理解施力方与受力方的关系，总之八纲辨证和脏腑辨证看的是冲突双方。

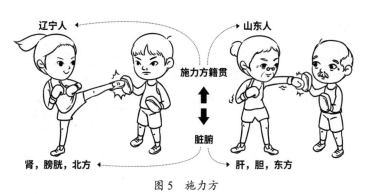

图 5　施力方

三焦辨证，关注的是症状发生的部位（图6）。症状发生的部位，也就是这个格斗场所处于身体的位置，有可能是在上焦，有可能是在中焦，还有可能是在下焦。症状在上焦的时候，哪个脏腑容易在现问题？在中焦、下焦时又是哪个脏腑出现问题？这是三焦辨证关注的视角。

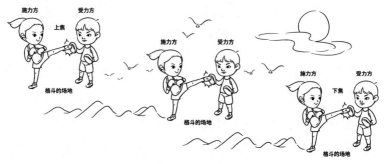

图6 三焦辨证

卫气营血辨证，关注的是症状发生的层次（图7）。施力方挥拳进攻，这个拳头打出以后到底是打了有多远？受力的手靶被打凹的距离是多少？被攻击以后，手靶后退了10cm还是20cm？拳头的力量是打到表面还是渗透到内部了？受力方逐渐被深入攻击的过程描述就是卫气营血辨证。

部分中医很推崇《黄帝内经》中的"病机十九条"，并把它作为治病准则。"病机十九条"出自《素

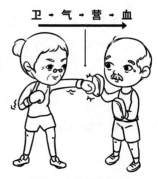

图7 卫气营血辨证

问·至真要大论》：

"诸风掉眩，皆属于肝；诸寒收引，皆属于肾；诸气膹郁，皆属于肺；诸湿肿满，皆属于脾；诸热瞀瘛，皆属于火（心）；诸痛痒疮，皆属于心（火）；诸厥固泄，皆属于下；诸痿喘呕，皆属于上；诸禁鼓栗，如丧神守，皆属于火；诸痉项强，皆属于湿；诸逆冲上，皆属于火；诸胀腹大，皆属于热；诸躁狂越，皆属于火；诸暴强直，皆属于风；诸病有声，鼓之如鼓，皆属于热；诸病胕肿，疼酸惊骇，皆属于火；诸转反戾，水液浑浊，皆属于热；诸病水液，澄彻清冷，皆属于寒；诸呕吐酸，暴注下迫，皆属于热。"

"病机十九条"关注症状的发生阶段，虽然看上去是在描述症状的病机，但实际是论述病理产物对症状发生的影响，是从探求病理产物的角度进行症状分析。

在这张描述人体发病过程的图片（图 8）中，病理产物在哪里呢？大家看到，当用脚去攻击这个手靶时，可以光着脚踢，也可以穿着鞋踢。当用拳头攻击时，可以光用手去打，也可以戴着拳套去打。那么穿的鞋、戴的拳套是什么样子呢？

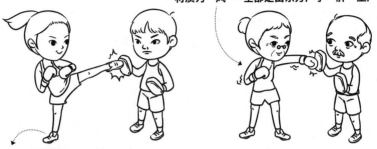

拳套--阳性病理产物
--材质为"火"--全部是由南方厂子"心"生产
--材质为"风"--全部是由东方厂子"肝"生产

鞋套--阴性病理产物
--材质为"寒"--全部是由北方厂子"肾"生产
--材质为"湿"--全部是由中部厂子"脾"生产

图 8　身体发病过程

　　我们来做一个分析。如果用脚踢，脚在下方，代表阴性的病理产物；如果是挥拳，拳在上方，代表阳性的病理产物。同样为阴性的病理产物，它们的产生部位还会有不同。如图中所示，不同的鞋材质各异，不同的材质其产地亦有不同。比如说这个鞋材是"寒"，病理产物里"诸寒收引，皆属于肾"，意思就是说"寒"性的鞋是由北方"肾"这个鞋厂生产的，这个鞋厂生产的全部是这个材质的鞋。施力方穿了性质属寒的鞋，踢到手靶发出的响动就是寒性的症状。也有可能"诸湿肿满，皆属于脾"，这个鞋材属"湿"，是由中部的"脾"这个鞋厂生产的。挥拳的道理与其类似，如果是属"火"，可能是由南方的"心"生产。如果是属"风"，是由东方的"肝"生产的。这就是"病机十九条"，研究的是病理产物以及它所处的位置。从这个方面来说，它已经接近核心气化的层面了。所以，"病机十九条"是症状病机辨证的一个基础纲领。

到这里，我们已经把冲突双方都已经研究清楚了，接下来我们会研究到人体核心的气化层面。在这个层面，大家最熟悉的就是六经辨证，也就是《伤寒论》里说到的内容。我们刚才看到"病机十九条"里的症状只是疾病发生过程中的一小部分，出现在人体气化以后。由于人体的每个部位都会出现这种气血失衡的状态，会引起内部的风、寒、暑、湿、燥、火各种邪气的积蓄。邪气积蓄后不是立刻就在原处发生症状，它是汇聚到一定程度以后，再整体地输布到全身去，这中间有个统一收集再统一发放的过程。大家平时可能会误以为病理产物在哪里产生就在哪里积蓄，例如肺脏有火，是肺脏这个位置产生了火热之邪吗？不是的。正确理解应该是整个身体有了火邪以后，在心脏附近产生了气机，攻击到了肺脏，这才叫肺脏有火，而不是在肺脏的局部直接生成了火邪。

除此以外，还有一个比较有意思的情况。我们刚才讲了老太太来攻击老头子，那么促使老太太来攻击的原因是什么呢？老太太在症状发生过程中，她还要先戴上由心给她配的拳套，再来攻击属肺的老头子，然后发生咳嗽。现在，我要为大家强调一个重要概念，就是人体的整体气血，它在气血生化过程中扮演重要角色。

很多人没有搞明白，肝脏本身的气血并非是由自己产生、自己支配的，而是接受从人体整体气血里分配到肝脏的一部分气血而形成。这里需要反复向大家强调中医的"整体观念"，它是中医最重要的法宝。肝脏的气血失调是在人体的整体气血失衡以后，偏向于肝这部分气血出现问题，产生了压力压迫肝脏本身。肝受不了这个压力以后，就把这个压力从肝里释放出来，攻击了受力方。所以说人体整体的气血像是一个蓄水池，源源不断地供应其他脏腑，而不是说其他脏腑的气血就在该脏腑局部产生。

清代医学家王清任的《医林改错》论述了人体整体气血的概念。《医林改错》是一本历来争议很大的书。大家很容易认为书中所提到的理论是基于系统解剖得出的内容，这种认识是有局限性的，有些人甚至认为他说的"血府"是一种思维误区。但是在临床上，《医林改错》里的五大逐瘀汤应用效果非常好，一个方子能够治疗很多疑难杂病，甚至是各个脏腑的疾病，但是又没法明确说出它哪个药治疗哪个病的道理来，这是为什么呢？

因为王清任并不是真的去解剖。有人认为王清任看到了尸体的膈肌处蓄满了血液，于是就说膈肌那里是血府。我觉得王清任不是这个意思。王清任是理解了中医的整体气血理论以后，研制出的这个处方。所以说调理人体气血比较有代表性的方子就是五大逐瘀汤，它调理的是整体气血。大家需要记住：整体气血是核心气化过程之后首先承载气血的部位（图9）。

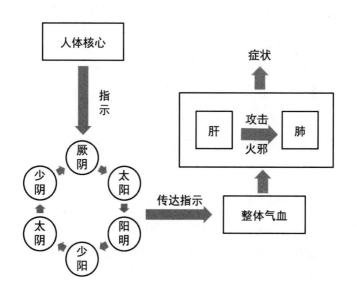

图 9　核心气化过程

那么在核心气化过程之前，也就是身体整体的气血产生之前，人体发生了什么样的变化呢？

这里就涉及《伤寒论》里的"六经辨证"。这里的辨证理论基于整体气血层面之上，论述的是中医的核心气化过程。这个过程就是我们常讲的"无形化有形"，即无形之阴阳化生有形之气血、无形之神指导有形之气血的过程。"无形的阴阳"指的是人体的核心物质，一般称其为"真元"。人体真元是以不断循环、不断转化的形式而存在的。真元转化的各种状态是通常所说的六元，即太阳、阳明、少阳、太阴、少阴、厥阴。在辨别真元转化的过程中，哪种状态出现了异常表现，就针对这种状态做出调

17

整性的治疗，使真元的状态转化过程顺畅无阻，这是应用《伤寒论》方剂进行临床治疗的思路。

《伤寒论》研究的是人体在真元转化过程中每个阶段的阴阳状态是否正常。这里大家需要记住五个字：真元的状态。由于真元不同的阴阳状态导致整体气血发生了变化，部分脏腑受的影响比较大，气血充实得过旺，那么有余之气血不能被该脏腑所包含，从而冲出来作为施力方去攻击其他的脏腑，在攻击的过程中产生了类似击打手靶的响动，这就是我们所见到的症状。当你把视角放在了气血层面的时候，治疗效果远远不及视角放在气血层面以上的阴阳层面去治疗，这就是《伤寒论》受到很多中医推崇的原因。

讲完了辨证论治，下面我们来看整体观念。单独的脏腑气血受到整体气血的影响，整体气血受到人体核心真元阴阳状态的影响。到现在为止，由一个点发散到各个脏腑，发散到整体气血，我们也就体会到了中医整体观念第一层概念——人体内整体观念。所以说中医临床最正确的方法是治核心、治真元，而不是头疼医头、脚疼医脚、头脚一起医，或者泛泛地谈论中医辨证论治。因为辨证论治的层面很多，不同层面的治疗效果也是不一样的。单单是辨状态，就有刚才梳理的多种辨证思路。所以不可以泛泛地说辨证，因为辨证思维的视角及层级其实是不一样的。

医师的思维高度决定了辨证水平，辨证既可以辨得很高明，也可以辨得很一般。可以去辨身体真元的阴阳变化状态，也可以去辨人体的气血状态，同时还可以去辨病理产物状态，症状发生时脏腑、组织、孔窍的状态，从而用对应的中医理论指导用药。所以，单纯说"辨证"是很模糊的概念，关键是辨证思维的视角高度。只有用高级视角指导治疗，才能有很好、很快的疗效。

　　之前提到，中医整体观念的第一层概念就是人体内的整体观念。中医整体观念还有第二层概念——天人合一的整体观念。天人合一指的是人体作为一个渺小的点，存在于在地球之上、自然界之中，是要和自然界形成一个整体和谐运行（图 10）。

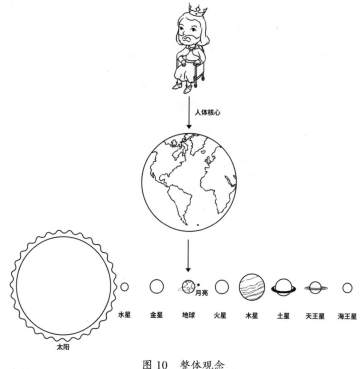

图 10　整体观念

地球有自己的运转规律，也会受外界星体运转的影响。主要是两个方面，第一是引力场，第二是磁场。人体存在于自然界当中，必然会受到这两个场的影响。人类要与这两种节律同步和谐，才能健康地生存下去。引力场与人体的重心相呼应，使人体不能飘起来，这样我们才能够在地面上脚踏实地地活动，这个很好理解。那么自然界的磁场与人体是如何相互感应的呢？我们在后边会详细介绍。

至此，我们已经解决了开篇时提出的第一个问题，明确了中医治疗思路的切入点对于疾病治疗的重要性。按照刚才的思路，我们重新归纳一下治疗思路。

第一个治疗思路是对症治疗。

无论外感邪气，还是内生邪气，症状都是最末端的表现形式，是人体最后发生的现象。我给学生授课时经常强调，症状的产生并不是坏事。人体内产生的失衡压力排到体外，不会在身体内部积蓄，这是一种人体的正常自我保护机制，这个过程中释放出来的表现叫做症状。如果症状不表现出来，蓄积在体内难道就会舒服吗？所以说，症状就像门铃在不断地响，听着很烦人、很难受，但是它其实提示门外有人要进来。你说我把门铃拆了，不响了成吗？不成，那等于掩耳盗铃。门外的人按门铃不响，他要想进来，只能换个方式，会改成敲门，甚至踹门。

如果没有解决人体的真正诉求，体内失衡的物质仍然会不断地在产生，而人体要把它释放出去，症状就会一直存在。如果只针对症状去治疗，那就变成了掩耳盗铃，效果当然不会很好。因为没有抓住根本的诉求，所以解决不掉患者的痛苦。

人体内部为什么会产生失衡压力呢？

屋子里水龙头漏水了，洒在地面上了。对症治疗就是不断地去擦地上的水，而不去关水龙头。比如水龙头就一滴、两滴地漏水，你可能用墩布一擦就干了，很好使。在中医里，类似于这个患者可以用宣肺止咳法来治疗，那个患者可以用祛风开窍法来治疗。第一个、第二个、第三个都有效，治到第十个患者的时候突然不好使了。这时医师就会产生困惑：这个方子是这个证型的经验方，治了那么多患者都好使，为什么这一次却不好使呢？

因为代表第十个患者的水龙头这次在哗哗哗大量漏水，这个时候还对症治疗，用墩布去墩，就显不出效果了。即使墩地的速度再快，地板也干不了。之前那几个有效的患者是属于漏水比较少、比较慢的情况，释放到体内的失衡物质不是很多，可能就洒出了一点点水，漏得也不是很快，你拿墩布一墩，很快地面就干了。但是不要忘记，这种失衡造成的漏水情况还在持续。一段时间之后，地面又开始积水了，那么患者还会来找你看病。这时症状反复发作，病程缠绵难愈。但是第十个患者身体属于严重失衡，水龙头大量漏水，地面上全是湿的。赶紧拿墩布去擦，不行，擦不干净。换大墩布，加药量、加药味还是不行。于是医师越治越没底气：我这方法到底对不对？我是不是应该换一把墩布？到后来，感觉还是没有效果，这块地板上的积水我真是解决不了，只能把砖给撬了——做个手术吧！

大家可以体会到，中医治疗思路切入点有多么重要。如果你想办法把水龙头关上，即使有水洒在了地面上，但是水是可以再逐渐蒸发掉的。也就是说，在你身体的下一次气血循环的过程中，这种失衡产生的压力是可以逐渐被身体平复掉、消除掉，只要你的核心水龙头别再出水就好了。

《黄帝内经》里讲"下工治病，十去其六；中工治病，十去其七；上工治病，十去其九"，去关水龙头就是上工治病的思路，墩地就是下工治病的思路。对症治疗的思路，就等同于墩地。它所处的是发病的第一级层面，处于症状发生链的最末端。

第二个治疗思路是脏腑气血辨证治疗（图11）。

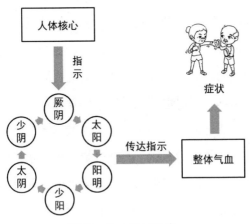

图11　气血辨证治疗

图片中的两个人在拳击搏斗，发出的响声指代症状。脏腑气血辨证治疗关注的是症状发生链的末端，但这个层面不研究响声，而是研究交战双方的情况。比如手靶和拳套是什么性质的，施力方和受力方是年轻人还是老年人，等等。通常提到的阴阳、寒热、虚实，都是在这个层面进行调整的。在这个层面进行治疗，比只关注症状治疗要高明一些，但是它仍然针对症状的发生过程，平复的脏腑气血还是在局部的气血而已。

脏腑气血辨证和之前提到的身体整体气血辨证是有所区别的。无论是评价施力方的状态，还是评价受力方的状态，都是在气血已经发生的层面上来说的。这个层面谈及的阴阳更注重阴阳的相互对立属性，而且以虚为主。比如说我们的气虚加寒为阳虚，血虚加热为阴虚，指的是在这个层面的阴阳特性。

第三个治疗思路是病理产物辨证治疗。

比如心脏产生了火邪，就如同产生了一个拳套。这并不是说人体的火邪都是由心脏产生的，而是指在心脏这个部位附近的空间可以收集人体各个位置在微小气化过程中所产生的火邪。这些火邪不在局部去作祟，而是随着人体的代谢循环在一个地方汇聚。比如说我住在楼房里，102室扔了垃圾，103室、104室、105室都扔了垃圾，已经产生的垃圾不会在屋子里堆积，而是会汇集到楼下，大家会把不同的垃圾进行分类，再扔到不同的垃圾桶里，然后用垃圾车运走。对比人体，就是说各个脏腑产生的病理产物不会在产生处积蓄，而是以火、风、湿、寒、瘀等不同形式进行分类，然后统一从人体排出。

以风邪为例，人体的呼吸并不单指人体吸入了多少气又呼出了多少气。如果是这样的话，人体的存气量就是一个恒定值，但实际上存气量不是恒定的。气在人体内还要循环衍生。除此以外，人体气化以后产生的废气也不是直接就排出体外，它要形成人体的内风。内风是指一些没有用的、游离于经络之外的、对人体不产生影响的风邪。然后，游离状态的内风被收集至肝脏的附近，形成肝风。肝风汇聚以后再上传到肺，通过呼吸的过程下降到大肠，最后通过大肠的排气，把它以废气的形式排泄出去。所以肺脏有垃圾收集站的作用。

"病机十九条"论述脏腑的病机，其中所说的病理产物，就像是垃圾收集站里各种垃圾的混搭。所以说应该在人体被攻击的时候进行治疗。这个拳套是什么？哪里产生的？是什么性质的？病理产物是阳性的还是阴性的？这些都是属于第二级层面的问题，位于发生链的末端。它以"病机十九条"为纲领，治疗注重以"祛邪"为主。

第四个治疗思路是整体气血的辨证治疗。

血府是人体气血最初的化生之所，也是气血汇聚的地方。这个辨证思路源于王清任的逐瘀汤系列，治疗层面关注的是整体气血的平和。气血平和以后不产生施力方，不发生后续的施力作用。它所处的层面要高一些。第三级层面处于症状发生链的中层，就是气血开始产生的这个部分，是气血分配到各脏腑之前的存积之所。

六经辨证评价的是人体整体气血化生的状态，即人体核心真元的六种循环变化的状态，这种状态具有阴阳互根的属性 . 何谓阴阳互根？阴阳互根就是阴和阳虽然已经区分开，但是它们其实从根本来说是一回事，指的都是人体的核心真元。真元的六种循环变化状态，会使整体气血状态也随之平和。这里阴阳指导气血的生成，如果把气血比喻成士兵，整体气血就像是集团军士兵，阴阳的六种状态就是六位不同的教官，各自负责教导士兵单方面的技术。在士兵接受六位教官教导了各种技术之后，再从集团军分散到各地去执行各自的任务。阴阳平和，教导有方，这些士兵素质也很出色，来到地方完成各自职责之后，不会失衡去攻击其他地方发生斗殴事件，不让施力方发生后续的施力作用。这样，疾病在中医的层面上基本可以说是彻底治愈了。

至此，我们已经论述了症状本身、受力方（症状发生方）、施力方、病理产物、整体气血、指导整体气血气化的真元状态。大家请思考一下，还有没有更好的思路？《伤寒论》的六经辨证，是辨核心真元的状态。上文在论述辨证论治时讲过"证"指的是状态和趋势。我们之前讲的都是状态，还没有说到核心真元的转化趋势。这种转化趋势是一种节律，不是状态。状态是积蓄，节律是产生这个状态的源泉。

核心真元节律辨证，评价人体核心真元六种循环交替变化的节律，具有阴阳相互转化的属性。人体核心真元循环无端的变化，生物钟节律与外界大自然节律同步，由此产生了天人合一的概念。

大自然的昼夜循环，春夏秋冬的交替，月球阴晴圆缺的转换，它们都是在不断变化的。按照天人合一的理论，我们人体的节律，一定跟大自然这种周期性循环同步，这样人体才不至于受到压力。也就是说，人体核心产生的压力，看似是后续体内一系列病理变化的源泉，但它其实只是一个大自然的代理人，它要受大自然的管束。一旦核心真元运转的节律不能与自然界的节律同步，人体就会承受大自然的压力。人体本身其实是渺小的，人不胜天。在这个时候，人体就会发生免疫力暗耗，身体磨损加重，从而造成衰老或生病的情况出现。

有些人会觉得，自己的体质在短时间内突然变得羸弱。其实，在他们发觉之前，他们的身体已经发生了一个暗耗的过程，只是之前还没有把免疫力完全消耗殆尽，还没有达到发生症状的阈值。免疫力与身体的弹性有关，在应对外界的压力冲击时，身体的弹性越好，发生症状的概率就低。因为当人体被压力冲击时，可以有一个弹性去抵消它，症状就不会发生。

这里还有个隐藏的概念。在身体发生暗耗的时候，人很可能是不自知的。免疫力好，但是生活习惯不好，平时身体似乎不错，但是如果患病就会很突然，而且病势非常严重。这是因为什么呢？因为平时免疫力承担了身体暗耗的压力，但是它也被逐渐削弱。日积月累，当免疫力被极度削弱后，在身体再一次承受很大的失衡压力时，免疫力没法再帮身体去分担这个压力，身体实质就会受到损害，往往这时就会产生很严重的疾病，因为冲击力太大了。核心真元节律辨证所处的是第五级层面，属于症状发生链的最上层。

回到之前提出的问题上，古代中医大家的处方中时常会出现让后人钦佩的神来之笔，在说了这么多辨证模式之后，大家可能会发觉，古人在临床上的理论可能也只是停留在气血的层面上，例如三焦辨证、卫气营血辨证等，但人家为什么仍然是历史上赫赫有名的中医大家呢？我们一定要清楚，无论这些中医大家创立了哪种层面的学说，他们都已经透彻理解了气化这件事情。也就是说，他们先要懂得第四层面的概念，在此基础上才会有所成就，才能成为中医大家。

所以，如果学生没有深刻理解中医的气化层面，看名家的医方只能是看热闹。应当去感悟他们的辨证思路视角，品味医方中阴阳互根的思想，去寻找医方里堪称点睛之笔的一两味药。有时组方就像率兵打仗，有句话叫"千军易得，一将难求"，大家千万不要去研究某个士兵是什么特点，而是应该去研究将帅，因为将帅是才是军队的灵魂。在临床上，处方中里能堪称点睛之笔、发挥气化作用的那一两味药才是真正的重点，也是中医名家值得我们尊重、敬佩的地方。

当学生们学了大学教材中《中医基础理论》《中医诊断学》《中药学》《方剂学》之后，为什么看不懂《伤寒论》了呢？这是因为他们没有把基础知识完全学会，没有理顺其中的概念。像《中医诊断学》中的"八纲辨证"和"脏腑辨证"等内容可以帮助大家对中医进行入门，搭好框架，对形成自己的治疗思路很有帮助，起到类似于百宝箱的作用。那么在拥有了百宝箱之后，从箱子里该拿哪样东西，站在架子的哪个位置去搭这座楼，用哪个方法去搭，这完全是凭个人的感悟去做的，感悟就是个人对中医的深入理解。所以，学生们在学会了基础知识以后，按照这个思路活学活用，才能够掌握中医的精髓，才能不断创新。

很多人记住了药物的功效主治，却忽略了药物的性味归经。在中医古籍里，性味归经一直是放在功效主治之前的，这是有重要意义的。中药学、方剂学博采众长，可以让学生迅速地掌握一些药物知识，但是，大家可能产生疑惑：到底应当从疾病发生过程的哪个点入手？这个切入点是不是最合适的切入点？如果停留在气血层面，却想理解阴阳层面的思维模式，那么就会根本看不懂处方中加减药物的思路，因为这些人一直在思考药物的功效主治。在临床上，有的人会查询处方药物的功效主治，有时甚至能写满满一张纸，然后拿过来给我看，跟我探讨，说这个方子当中所有药物的功效主治并不与这个疾病相符，那为什么也能治好病呢？因为在很久以前，医师并不是参照中药的功效主治来治病，而是在治好了某个病之后才归纳出中药的功效主治，所以请大家不要本末倒置。所以，大家应当参照《黄帝内经》的内容，结合本章节的知识，重新梳理一遍中医基础知识的要点。

中医基础知识是中医思维这栋大楼的地基，只有地基扎实，这座楼才能越盖越高。很多人都是为理论先搭几块砖，留了很大的缝隙。盖到一半时，底下地基不牢，这座楼就开始坍塌，然后只好重学理论，重新盖楼，但理论仍然不够扎实。如此反复，耗费多年时光，中医水平却没有什么实质的长进。至于说中医诊断、中药、方剂属于知识库。我刚才把视角的重要性已经告诉大家，正所谓"师父领进门，修行在个人"，之后就要靠大家各自的悟性去运用了。

第三讲　阴阳学说解读

大家好。之前我为大家讲解了中医基础理论里两个最核心的关键点——整体观念和辨证论治，相信在我的解读和梳理下，大家对这些概念已经有了宏观上的认识，但是很多细节的东西还不清楚。那么，接下来我们会就几个要点再做一些解读，帮助大家把每个要素联系起来，让它们融合成一个整体。

首先我们要对阴阳学说做一些解读。阴阳学说是中医的瑰宝，阴阳的概念在中医古籍里反复出现，但很多人并没有理解阴阳的本质是什么。阴阳，只是中医古代文化的一个符号，用以区别两种属性矛盾的事物，并不是特指什么具体事物。就好像我们设定了正电荷、负电荷的概念，又如同计算机的二进位制的 0 和 1 一样。像二进位制中，以 0 指代阴，以 1 指代阳，但是大家不能把这个 0 和 1 和十进位制的 0 和 1 混为一谈，它们只是代表了区别两种矛盾事物的两种符号而已。符号可以用在很多事物上，但是应用在某个具体事物上时，也仅仅是把它与其他事物进行区别，而并不是说可以代表这个事物。

初中物理告诉我们，要想准确描述一个事物，那么就必须要预先设定参照物和坐标。古代崇尚的是中庸之道，所以参照物基本就是"阴平阳秘"，也就是平衡点。在平衡状态的基础上要做出一个方向的描述，它是高于或是低于这个平衡点。基于这个标准，阴阳的概念就出现了。这个方向描述可以是状态，可以是趋势，可以是实物，只要是对立的双方都可以用。所以，如果把阴阳当成某种固定事物，然后再在它们之间找联系，这样可能就会越研究越困惑。《黄帝内经》里提到很多阴阳坐标，但是限于文字表述，并没有明确地说明这个坐标在描述哪个视角、哪个阶段、哪个层面，这就让有些学生的思维越来越混乱。下面我们用阴阳的特性为引导词，细化解读一下阴阳这个符号。

我们基于各种中医书籍的研究，可以总结出阴阳的五个特性。第一个是阴阳的对立制约，第二个是阴阳的互用，第三个是阴阳的互根及消长，第四个是阴阳的平衡，第五个是阴阳的相互转化。

首先来看阴阳的对立制约，可以把症状发生过程中所属的层级在这里做一个对应。最基础的是症状本身状态的辨证，第二个是脏腑气血状态的辨证，第三个是整体气血状态的辨证，第四个是核心转化状态的辨证，第五个是核心转化节律的辨证。阴阳的对立制约一般应用在对症治疗、八纲辨证、脏腑辨证，还有研究对立的辨证思路的时候。老太太击打老头子，这是一个对立的过程。这个过程产生了冲击，才有症状的产生。脏腑里面的气和津液两种基本物质，寒和热两种基本状态，都是相互对立的状况，阴阳用来描述这些方面。

第二个是阴阳的互用。阴阳的互用基本是应用在八纲辨证、脏腑辨证、整体气血状态的辨证这三种思维中。阴阳的互用指的是当我们评价整体气血在相互纠结的状态时发生的交互作用。比如说气可以摄血，气可以推动血行，这是它们的互用过程。互用过程可以应用于八纲、脏腑、整体气血状态的辨证中，它主要评价的是身体内气和血这两种物质之间相互扶持、相互辅助的一种结合状况。

第三个是阴阳的互根及消长。阴阳的互根及消长特性主要用在核心状态的描述上。阴阳互根是指阴阳在六元状态（太阳、阳明、少阳、太阴、少阴、厥阴）之间不断地循环转化，因为它们都是源于核心真元，其中交替的过程就是阴阳消长。

第四个是阴阳的平衡，主要用在核心转化状态及转化节律的描述上。真元在这六种状态的循环转化过程中，无论是状态还是节律，都没有脱离其坐标的中位线，没有太过、不及，是最顺畅的展示和运转。关于阴阳的平衡我们在后边会进一步讲解，大家可以通过实际事例来理解阴阳的平衡内涵。

第五个是阴阳的相互转化，主要用在核心转化节律的描述上。真元的转化是在阳性和阴性两者状态之间循环的一个动态过程，伴随着交替节律而出现。这种变化是一个正弦波的节律。假如以身体的平衡点画一个坐标轴的横轴，之后一个正弦波在横轴上运行。正弦波高于横坐标轴的部分就属于阳，低于横坐标轴的部分就属于阴，它不断交替往返于阴阳这两个区间。转化规律是：从在上的阳的部分通过平衡点转到在下的阴的部分，再从在下的阴的部分通过平衡点转到在上的阳的部分的过程。

下面，我把用阴阳的这五个属性特点来描述的对象给大家归纳总结一下。

我们知道，阴阳在概念上有广义和狭义之分。广义的阴阳涵盖了所有的有形或无形的对立元素。只要有对立属性的元素，都可以用阴阳去描述它们。狭义的阴阳就是八卦学说或《黄帝内经》叙述的那种阴阳变化，指的是真元的相互对立状态及变化趋势的描述，也就是说真正狭义的阴阳只是用来描述真元的状态，或者是真元变化的节律。

关于阴阳学说，我们还需要知道气化的概念。对于人体来说，气化就是无形之阴阳转化成有形之气血的过程。人体和大自然一样，都存在气化的现象。大自然中磁场、引力场的变化，会引起刮风、降雨等现象出现。所以大自然无形的场产生有形之风雨，这就是大自然的气化。大家可以观察到，在几个较大的节气点，如立春、春分、立秋、秋分等节气前后，基本都会有比较剧烈的天气变化，会有刮风、降雨来伴随降温、升温的情况。比如我们常说的立冬前后的大风降温，立秋、秋分节气前后的"一场秋雨一场寒"，就是这个道理。换句话说，风雨是由无形的气场转换而形成的。

人体也是一样，人体有形的是气血，无形的是真元，无形真元化生了有形的气血，这个过程叫气化。真元是无形的，其属性以阴阳来表述，所以狭义的阴阳其实指代的是无形真元，而气、血、津、液、精都是有形的，是由无形真元所化生而来。大家一定要注意气化的概念，并不是以气为原始物质开始转化，因为气是不可见的，但它并不代表无形。气是有形的，气化并不是指把气归到无形物质里去。气化是指真元的阴阳化生有形之气血，并不是简单的"气转化为血""气转化为津液"，而是由无形真元化生出气、血、津、液、精等有形物质的过程的总称。

提到无形化有形，之所以用"气化"来命名这个转化过程，是因为气的状态为中间状态，也就是说以"气"为中转的状态。无形之真元，先转化为"气"的有形状态，继而分别化生为"血、津、液、精"等有形物质的过程。我们可以对比自然界的气化过程：首先是大自然场的变化，使空气中的水蒸气凝聚成云，之后云的密度增强，转化成了水或者冰，沉降成雨或者冰雹。聚气是中间阶段，无形磁场经过聚气的过程，然后再变成有形的物质，这就是"气化"，并不是以"气"为原始物质。

同时，气化与西医的新陈代谢过程类似，但是并不完全等同。新陈代谢的位置是在毛细血管网末梢，属于中医"脉"的范畴，说明新陈代谢是在身体已有的气血层面进行的，而气化是在气血生成的层面进行的。

第四讲　一元学说解读

下面我们要开始解读一元学说，了解真元的气化过程。

一元学说，以老子的《道德经》中经典语句"道生一，一生二，二生三，三生万物，万物负阴而抱阳，冲气以为和"为理论基础，很多关于中国传统文化的著作都阐述过这句话。

在大自然中，"一"就是指场，大自然的综合场。人体与大自然场感应相通，接受其影响的就是人体内的"一"——核心真元，存在于人体元气空间位置。

真元是由阴、阳两个属性来描述的，那么这里的"二"就是分别代表阴性和阳性两种属性。

"二生三"里的"三"就是"阴阳相搏"，也就是说真元除了阴、阳两个性质以外，还有由阴、阳相互交感而产生的第三个属性，我们将其形容为"阴阳相搏"。自古巫医一家，无论是易经八卦，还是中医理论，其实在这里描述的都是"阴""阳""阴阳相搏"这三种属性。在中医理论中，到"二生三"的时候，阴、阳就已经气化为有形物质了。其中属阴的部分化生成了精，成了有形的、偏于凝固状态的物质；属阳的部分则是"真气"。为什么这里要加个"真"字？因为"气"的概念在中医书籍里含义丰富，概念也很复杂，因此这里称为"真气"以便区分。"阴阳相搏谓之神"，也就是说真元气化之后，除了化生成有形的物质以外，还会保留部分无形的物质，以"神"的状态存在。"神"是指导我们身体随后各种物质相互转化过程的关键。

对于一元学说的解读，我们着重论述人体第一步气化过程，也就是人体的"一元"。"真元"可以在其阴阳运动的过程中气化产生精、真气、神。精和真气为有形，神为无形。精是液状的、凝固的，内守的阴性特征明显。真气是属于运动的、外向的、发散的，阳性特征明显。神是真元化生的人体内的无形磁场，接受大自然磁场的影响，其主导并影响精和真气的进一步转化。

这里我们引出了人体磁场的概念，后面讲解经络的时候会进一步说明真元的阴阳状态如何产生磁场，这个磁场也就是我们所说的"神"。中医理论里所说的"心藏神"与"营卫奉心化赤为血"究竟有什么样的联系？这个问题我们会在以后进行讲解。接下来我们来解读在"神"的指导下，精与真气化生为"卫气营血"，也就是我们所说的第二步气化过程，这个过程也可以称为"三生万物"。

第五讲　卫气营血津液解读

首先，我们先要分别解读"卫、气、营、血"的概念。

先来看"气"，中医古籍里"气"这个词的出现的频率仅次于"阴阳"。和阴阳一样，"气"同样也因视角、层面的不同而出现多种理解，给很多中医学生造成了困扰。

"气"有广义和狭义之分。

广义上讲，"气"同样仅是一个标志符号，是与人体内的"水"相对应的一个符号。在此基础上，各种"气"的名目繁多，可以分为以下几类。

第一个是脏腑之气。比如大家常听到的肝气，在这里就是作为标志，来表述脏腑内需要明确划分为两种属性的物质之一（区别于血来说）。这种用法在脏腑辨证和八纲辨证中经常出现，如肝气、心气、脾气、肺气、肾脏之气（此处"肾气"和"肾脏之气"有区别）等，都是从气血这个视角层面来描述。

第二个是按"气"出现的地方划分，如元气、中气、宗气、肾气等，可以理解为气机循行过程中生发、中转和收藏的空间。再次强调，大家不要认为这几个概念是气体状态，它应当是一个积蓄空间的状态，像大驿站或者皇帝行宫一样。它们有自己的功能特点，在机体循环代谢及气化链中担任重要角色，是身体气血运行过程中的关键点。但是它们本身只是空间，是供物质进行转化用的。就像行宫，皇帝路过暂留的时候是宫，皇帝走了以后，它也只是个房子搁在那里。这几个空间均是因气的充入而呈现出来，但是空间内部不仅仅只存在气，还会有气化所用的其他有形物质。所以，这里以"气"来命名，是因为支撑空间的主体为气。这几个空间的情况，我们后边具体讨论。

第三个是水谷之气和自然界清气，它们是加入身体气化循行链的外来之精。我们吸取空气进入身体，得到空气中的精华，我们要吃东西，吸收水谷之中的精华，这些都是用外界精华补充人体精气的过程。相当于为各种电器供电的能源，可能来源不同，比如自然界清气类似于风力发电，水谷之气类似于水力发电，也可能是来自于太阳能发电等等。以上几项汇聚在一起，综合提供给人体所用的能源。

解读完气的广义概念之后，下面该说气的狭义概念了。狭义上的气一般指脉中所含的"气血"之中的气。但是在解读气的狭义概念之前，我们需要先了解"营卫之气"的概念。

谈到卫气营血时，很多学生对以下几个问题非常困惑：

一、"营"与"卫"到底是什么？

二、"营卫"中的"营"到底是属于气态还是属于液态?

三、"卫"和"气"同属于在外之气,两者有什么差别?

关于"营"和"卫",我们经常听到的说法是"营气行于脉中,卫气存于脉外",这是对于营卫之气的通常看法。但是,我在初学中医之时曾经对这个说法很疑惑。脉不是运行气血的吗?怎么又运行营卫了呢?后来我就读《黄帝内经》原文,想找到其中的出处及解释,终于在《灵枢·卫气》中读到"其浮气之不循经者,为卫气;其精气之行于经者,为营气。阴阳相随,外内相贯,如环之无端"这部分内容,于是我领悟到"经""经脉""脉"三者概念不同,这才把营卫和气血的概念彻底分清。我们混淆了气血和营卫,正是因为对于经、脉的字义的理解有误。《说文解字》提到"织之纵丝谓之经",由此可知"经"本身和血管没什么关联。"脉"说的才是血管,其中含有气血。"经脉"合在一起,说的也是血管的关系,只不过是纵向循行的血管而已。经络是循我们的身体纵轴而行的,所以称为"经脉"。

除了这条内经原文,我没有在《黄帝内经》中找到关于"营卫"在脉中循行的条文。后来我发现,其实"营卫"不是存在于脉里的,脉里循行的是气血。营卫之气是存在于三焦中。而三焦既然主气,是水之通路,伴脉而行,自然也有"经"的状态的存在。所以依个人愚见,《黄帝内经》里论述的营卫"行于经者"指的是"三焦之经",而不是指"脉"。据此,我对于卫气营血诸多论述就有了一种豁然开朗的感觉。

　　大家千万不要认为我是咬文嚼字。因为一字之意，虽是差之毫厘，也会谬以千里，经典就是越咀嚼越有味道。破解了这个关键点后，接下来我们就可以很顺畅地把"卫气营血"循环及转化的过程清晰地展现出来了。见微知著，以点破面，所以建议大家有时间多研读《黄帝内经》。如果我们对于基础知识点都囫囵吞枣，得过且过，以这种松散的态度去学习，以后就会越学越混乱，医学水平不进反退。

　　已知营卫之气存在于三焦，接下来我们来解读营卫之气的性质。教材中通常的解释是："营气为水谷精气中精华部分所化生，其性柔顺，行于脉中，主内守而属阴；卫气为水谷精气中刚悍部分所化生，其性慓疾滑利，行于脉外，主卫外而属阳。"这里卫气的性质是比较明确的，就是气态，固护于三焦管道外。问题主要在于"营"，到底是"营气"还是"营阴"？这里最常见的分歧就是"营"到底是气态还是液态。我们在讲水谷精微之气时提到，生成"营卫"的过程是一个气化过程，以"气态"为中间阶段。即使是液态的水，也是由水蒸气开始逐渐凝聚变成液态的。那么，水谷精微在气化后分化出来的物质，属气态的卫气不需要再进行任何变化，直接保留这个状态；而即将转化为液态的营阴，则需要一个变为气态的过程。在这个过程中，"营"便以气态存在。因此，水谷精微之气在胃中气化为气态的营卫，之后经过脾脏收集，再以气态形式上输到肺脏，到达宗气空间以后，与自然界清气相混合，才最终沉降，转变为本来的液态状态。

在我讲完这个完整过程之后，大家应该明白："营"最终的状态属于液态，为营阴。只是在形成营阴的这个过程中，"营"曾经有气态的阶段，目的是便于传输。而在营最终发挥生理功能的时候是液态的。

到此为止，第三个问题的答案也就呼之欲出了。"卫气"和"气"都是气态，都有固护的功能。但是"卫气"存在于三焦通道中，"气"存在于脉中。需要强调的是，这里说的"气"是狭义的气，专指脉中"气血"概念中的气。真元"一化为三"成为精气神中的"气"，我们之前论述的时候把它命名为"真气"，从"真气"到"气"还会有一个转化的过程。

接下来看看营卫的生成过程。之前已经讲过，营卫是由水谷精微之气所化生，再通过胸中宗气空间注入到三焦，沿三焦之通路循行全身。营气偏于滋润，在内，其中属于阴的液态的部分名为营阴；卫气性质慓悍，以气态形式浮出于外。人体水谷之气由脾脏生成，再经过脾脏的散精作用后上输于肺脏。宗气空间存于胸中，可以收集自然界吸进来的清气。于是水谷营卫之气与自然界清气在宗气这里汇合，化生出了营阴、卫气。营阴、卫气注入三焦，通过三焦通路循行输往全身。

从解剖学的角度来说，三焦就像是淋巴系统，营卫像是淋巴液。当然这并不是严格的对应。

　　关于血的生成过程，有句话叫做"营气之道，内谷为宝。谷入于胃，乃传之肺，流溢于中，布散于外，精专者，行于经隧。是血乃中焦之汁，流溢于中以为精，奉心化赤而为血"。这是关于营气奉心化赤为血的经典论述。下面我们需要了解血液的产生过程。首先，水谷之气与自然界清气一起注入到胸中宗气空间，化生成营阴、卫气，然后注入到三焦开始循行。营阴分为津和液两部分，流动性比较强的部分为津，比较黏滞不易流动的部分为液。此外，还有一部分营气，没有在宗气空间中转化成液态营阴，而是继续传至心脏，进行"奉心化赤"。这个过程是在心神指导下完成的。真元化生的精气神，其中就包含了无形的神，藏于心中。"神"就像是一个无形的磁场，指导着人体的次级气化过程，也就是指导营气生成了血液。注意，营气化血的位置不在心脏，只是由心神在宗气空间里指导这个过程而已。宗气里化生的"血"会顺着气化循环链注入下面中膈处的中气空间，也就是人体内整体气血存在的位置，王清任在《医林改错》中称其为"血府"。"血府"并不是因为医师在解剖尸体时看到中膈这里积蓄了大量血液，而是因为中膈本身的气血充沛，是人体整体气血积蓄的部位。这个空间我们称为"中气"空间。

　　关于卫气营血的循行过程，可参考这里的图示（图12）。人体一部分营阴注入三焦内循行，三焦也有两个层面的概念，一个是把三焦分为"上焦""中焦""下焦"三个空间，另外一个就是指通路。我们主要论述后面这个通路三焦的概念。

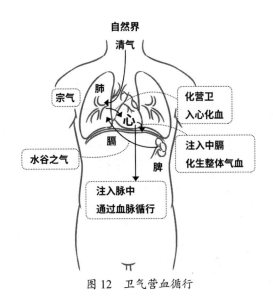

图 12　卫气营血循行

通常讲三焦主气、为水路。这个"为水路"中的"水"指的其实就是"营阴","三焦主气"中的"气"指的是"卫气",并不是指人体"气血"中的"气"。人体的"气血"是运行于脉中的。

我们刚刚讲过了血的产生过程。那么血产生之后于中气空间内积蓄,注入经络之中,继而输布周身。人体气血的产生不像是诸侯制,而像是君主制。并不是由脏腑各自化生血液,而是统一生成,在中气空间积蓄,然后再分配到各脏腑。这就是人体的整体观念。如果气血在各个脏腑中产生,就不符合中医的整体观念了。气血从集中存储的中气空间分配到五脏六腑,而脏腑的气血仅仅是会有分配不均的问题,并不存在产生不足的问题。各脏腑气血的旺盛程度并不取决于本脏腑的气血生成状态,因为它们没有产生气血的能力。

理解了这个概念后，我们接下来看脉和三焦的示意图（图13）。

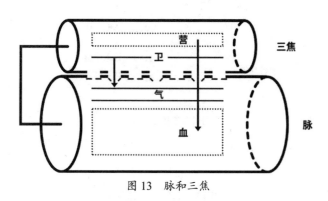

图 13　脉和三焦

图中比较粗的是脉通路，比较细的是三焦通路。营气行于三焦通路之内，卫气行于三焦通路之外。人体的脉和三焦是并行的，之间有一个小的通路，营卫之气可由三焦通路单向流动注入到脉中。营阴中处于流动状态的是津，而津、血本是同源，所以气血可以在运行的过程中随时通过"营阴之津"转化而得到一定的物质补充。我们身体的濡养过程就是靠气血的运行来实现的，所以循行气血的"脉"是非常关键的。基于这一点，脉与三焦之间的通路不是双向的，血液不可能反流回去。

如果三焦通路出现了营阴消耗，那么脉中的血就不会在循行过程中补充到三焦通路里。因为这里有一个主客的关系：脉处于濡养通道的主导地位，是主要的通路；与其伴随循行的三焦通路扮演一个随从的角色，保护我们身体脉这个重要的通道，并随时给予必要的补充。

所以对于三焦来讲，它仅仅是起到伴脉而行、补充脉之所需、保护脉之稳定的作用。这种补充也不是营完全转化为血，而仅仅是营中的物质进入脉中而已。

接下来解读一下"津血同源"的概念。津血同源说的是在血产生之前，宗气空间的自然界之气和水谷精微之气汇合在一起。在产生了营卫之气以后，部分营阴充入到三焦通路之中，另外一部分营阴受心中所藏之神指导化成了血液。因此两者属于同一源头，津、血的化生比例会根据两者的需求程度做出动态的调整。这就是"津血同源"。

接下来，我们解读一下人体病理产物的产生（图14）。病理产物是物质在"脉"与"三焦"内循行的过程中产生的。因为血脉分为经脉、络脉等，它是不断细化的。三焦也是一样，它是一个水路，也是一个脉络，伴"脉"而行，同样不断地细化，当细化到脉络末梢的时候，它会产生各种各样的病理产物。在整个气化的循环过程中，人体都会有不同的病理产物生成，但并不是在哪里产生了病理产物，该病理产物就要在哪里进行攻击。因为在这个循行过程中，病理产物初生时比较微小，其力量还不足以发起攻击。所以这些同性质的病理产物随后还要去汇聚。病理产物聚集并积蓄的空间在哪里呢？《黄帝内经》中"病机十九条"所论述"诸痛痒疮，皆属于心""诸湿肿满，皆属于脾""诸风掉眩，皆属于肝""诸寒收引，皆属于肾"等等，病理产物在这些空间里统一积蓄，然后再传导到受力的脏腑，排出体外形成症状。

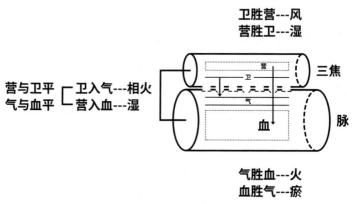

图 14　病理产物

这就是中医的整体观念，病理产物统发统收，而不像大家所理解的哪个脏腑存在病理产物，症状就会在哪个脏腑表现出来。下面再看看中医古籍，可能大家的理解就和以前不一样了。津液是人体除血液之外一切正常水液的总称，津和液虽同属水液，但是在性状、功能及分布位置方面又有一定的区别。一般来说，津的性质清稀，流动性大，主要布散于体表、皮肤、肌肉、孔窍等部位，并且深入血脉起到滋润作用。而且如前文所述，津能够化生气血。除此之外，骨骼也需要有水液的滋润。比如各关节处的关节液，它就是属于液。以此类推，液的性质稠厚，流动性较小，灌注于脏腑、脑髓等组织器官，起濡养作用。

津与液两者的区别在《黄帝内经》里就有论述："津液各走其道。故三焦出气以温肌肉，充皮肤，为其津，其流而不行者为液。"那么由此我们可以总结出两点：第一，津液由营阴化生，化生出了"津""液"两个不同的部分。所以"津液同源"并非是津、液化生以后再相互转化，而是在化生的源头处，两者就已经分配好了。津走三焦，亦为营阴奉心化血的基础，所以我们说"津血同源"，其实就是说营阴奉心化血，化成为血中的"津"。液灌注于骨节、脏腑、脑髓等组织器官，起到濡养作用。两者在宗气空间就开始分离，但是两者的源头也是在宗气部位。

那么气化的整体过程，可以用这张图片来表示（图15）。

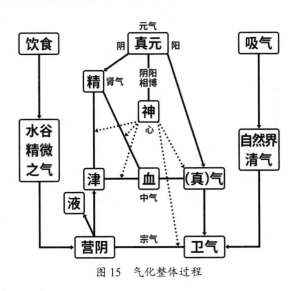

图15　气化整体过程

首先我们先来看元气，也就是真元。真元可以化生出属于独阴的精，以及属于独阳的真气。阴阳相搏谓之神，藏于心中，去指导以后的变化过程，包括精和精、精和血、血和真气、卫气和营阴之间的相互转化。人体的能源供给方式一共有三个。第一个方式是饮食，饮食物转化成水谷精微之气，再化生为营阴和卫气。这个过程在宗气空间执行。第二个方式是呼吸，人体吸入的自然界清气，也是在宗气空间里转化为相互混合的营阴和卫气。第三个方式是人体本身的真元，存在于元气空间之中，之后化生为精和真气。精转化为营阴，营阴再转化为血；真气和自然界清气混合，这些元素在宗气之中混合后再做重新分配，分配后产生的营阴、卫气进入三焦；产生的气血传递到中气空间存储，之后根据身体状况，做出量的调整，然后再注于经络中，输布周身。这就是气化的整体过程。

第六讲 气的循行路径解读

讲完气血津液的生化过程，接下来我们就要讲"气"和"水液"的循行了。人身体就是一个皮囊，里面的物质由"气"和"水液"两部分组成，它们属于基础物质。人体内所有的物质，都可以分为"气"和"水液"两大类。我们需要像了解血液循环一样，了解它们固定的流动方向和路径。

人体内的各种物质，是在气水循行路线的各个阶段中相应产生的。而搞清楚气和水的循行，大家就会更深入理解人体的气化过程，在临床上形成自己明确的中医辨证思维，疗效也就会更加明显。

气的循行路线可以参照这张图片（图16）。

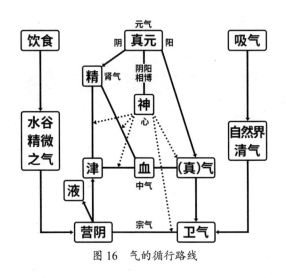

图 16　气的循行路线

　　首先，自然界的磁场影响到元气空间里所藏的真元，将真元气化之后释放真气和精。它们从元气空间出来，开始在人体内循行。真气属于气态，是活跃的物质，它像一名带动者，引领着精与其伴行。所以人体内物质循行是以真气为主导的。

　　我们再看食物的代谢过程。当食物进入身体后，首先在胃内产生水谷之气，再加上人体每时每刻吸入的自然界清气，此时开始第二个循环。真元气化为真气、精、神之后，在真气带动下，真气、精、神三者进入宗气空间进行汇合。自然界清气与真气汇合化为"气"，这就是"气血"中"气"的基础。水谷之气以"营气""卫气"的形式进入宗气空间，在神的指导下，与进入的真元之精混合，气化成营阴和卫气。营阴、卫气一部分随着肺的宣发功能，被输布到皮肤体表；另一部分营阴、卫气随着肺的肃降功能下沉进入三焦，随三焦通路循行周身。最后一部分营阴于宗气空间在神的指导下，继续化生为"气血"中的"血"。血与气继续进入到中气空间，中气像是整体气血的中转站，起到调控的作用。调控之后，气血从中气空间注入到经络，循行周身。这个过程，三焦通路在体内和经脉、络脉是并行的，起到濡养周身的作用。

当营卫通过三焦循行到全身的各个脏腑之后，剩余的营卫如何处理的呢？营卫在三焦循行时如同脉的护卫者和补给者，循环结束后，它就失去了这两种功能。多余的营阴、卫气最后传到膀胱，进行膀胱气化。营阴在膀胱处气化成了尿液，排出体外；卫气在膀胱处气化成卫阳，循行于膀胱经，灌注于人体背部，成为人体的卫外之气。

脉中的"气血"循环后的剩余部分又是如何处理呢？气血是人体的精华，即使有剩余当然也不可能排泄出去。人体需要把它们存起来，以备不时之需，为未来可能的需求做储备。剩余气血储备于气化循行链的第四站，也是最后一站——肾气空间。所以肾气空间像是一个有进有出的存储空间，而并不是像一个密闭的罐子。有说法认为肾是先天之本，只能消耗不能补充，越用越少，用完了就没有了，其实这是一种误解。

肾气空间有输出端。人体气血在气化后的剩余部分纳入到肾气空间里，再从中气空间循行到全身，反过来气化为"真元"。也就是说进行了第三步气化，与膀胱气化同级。气化之后存储到肾气空间的"真元"以肾阴和肾阳两种状态存在。

肾气空间作为"真元"的储存器和调整器，是"肾为先天之本"的真正含义。因为在每个人出生之前，胎儿从肚脐（元气空间）吸收母体所给的营养进行代谢循环，因为没有自然界清气和胃中水谷之气的汇入，所以宗气空间暂时不开放，仅仅是"元气—中气—周身—肾气"的循环，最后剩余的真元积蓄在肾气空间内。因此，肾气空间内积蓄的是人体胎儿时期循环剩余的"真元"。

人出生之后，气血按照"元气—宗气—中气—周身—肾气"进行气化循环，归于肾气空间之后会再次从肾气空间输出。如果人体需要，可从肾气空间释放。此时，气化产生肾精和肾气再次进入身体循环，起到相应的作用。这是身体的第四步气化，也是最后一步气化。

综上所述，人体气血的气化循行，要经过元气、宗气、中气、肾气四个重要空间，在这个过程中，精、气、血、津、液之间进行顺序性的相互转化。

第七讲 肾的阴阳精气的解读

接下来，我来解读肾的"气、精、阴、阳"的区别。"肾"的概念扑朔迷离，也是从古至今坊间人气最旺的话题。很多人对"肾气""肾精""肾阴""肾阳"众多名词耳熟能详，并对补肾非常热衷。那么肾气、肾精、肾阴、肾阳到底是什么？它们又有怎样的区别呢？

在这张图片中，我们可以看到气血在完成全身循行后进入到肾气空间（图17）。

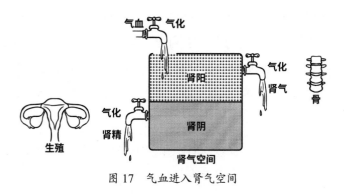

图 17 气血进入肾气空间

真元通过大自然磁场吸收能量，大自然磁场主要是指太阳磁场。人体通过元气空间接收太阳磁场的能量，元气空间由人体大网膜之间的缝隙空间构成。大网膜很像太阳能板，依靠磁场为媒介，接收太阳能量，并存储于缝隙空间之中。大家知道"后羿射日"的典故，如果太阳给予地球过多的能源，反而会弄得地球寸草不生。维持自然界环境和谐的是海水，它起到缓冲的作用，而海水又受到月球的影响。月球不仅吸收太阳的能源，它还去帮助地球调节所接收的太阳能源。

人体将元气空间里积蓄的太阳能源转化为真元，紧接着将真元气化、释放，进入到气化循行链，在周身游走一轮，对体内的脏腑进行补充。如果循环之后，能量积蓄过多不能处理，那么身体就会承担多余的压力。这时人体就需要去调节转化，这个过程通过肾气空间来完成。肾气空间藏的也是真元，是太阳给予的剩余能量。肾气空间将这些能量闭藏，使得人体处于既温煦又和谐的濡养状态，气血完成循环之后的剩余部分同样进入真元存在的肾气空间里。

人体气血在进入肾气空间的时候，首先要经过第一步气化，有形之气血逆向转化为无形之阴阳，即转化成真元的混沌状态，分化成了肾阴和肾阳。肾阴和肾阳是真元的两种对立属性的存在状态，藏于肾气空间之内，是以阴、阳属性来表述真元的存在形式。

真元在肾气空间存好以后，我们还要把它有控制地逐步释放出去。肾气空间不会无限扩大容量，它的空间大小较为固定但可以起到一个调控器的功能，然后将真元逐步释放，参与儿童的生长发育、成人的生殖过程。此外，人体在紧急状态也会需要它。比如人体在急性失血时，就可以把真元化生为肾精和肾气，通过精血同源再去补充血液。儿童的骨骼增长，成年人的骨骼坚实程度，大脑的活跃程度，都要依靠肾精的资助以及肾气升腾作用。成年人的生殖功能也是由于因肾精不断外泄产生的。

这里强调一点：我们总听到"心主神明""心有灵犀""心灵手巧"的说法，这说明神与心有密切的关系。神是磁场产生的初级情志，存在于心这个空间里，而脑的功能只是储存神的产物，包括记忆等等。心就像是领导，脑就像是秘书，脑髓就像是秘书的资料本。肾主髓，就是说肾中真元是髓生成的基础。肾气空间的释放状态越是活跃，从肾气空间里释放出的肾精、肾气就越多，髓生成得就越好。肾气促进髓生成的效率，肾精补充髓的容量，脑髓会更加充盈，脑的功能就活跃。这就如同秘书的办公用品越多，记录和分类工作就可以做得更好。但是，这个过程的根源并非是脑，而是在于心。这就是心、脑的真正关系。

那么，通常所说的"第二大脑""腹脑"，其实指的就是真正产生的元气空间。所以我觉得，这不应该叫"第二大脑"，在情志精神方面，最重要的是神之源泉——元气空间；其次是藏神之所——心；最后才是神之产物的整理储存空间——脑，或者称为髓海。

继续解读人体的肾。在肾气空间中，先是多余的气血储存进这个空间，再由肾脏做出适当调控，进行有规律的释放。肾就是一个收发站，属于调控机构，调节了气血在周身运行之后的平衡。所以，肾阴、肾阳是真元在肾气空间内积蓄的状态，以肾阴和肾阳这个"阴阳"的标志，描述真元在其中的混沌状态。但是当真元从肾气空间向外释放的时候，即开始发挥它的补充、生长、生殖功能的时候，它又再次气化，转化成了有形的物质，即比较容易运动的肾气和比较重浊的肾精。其实，肾阴、肾阳、肾气、肾精的不同概念，就是肾气空间对真元进行在内、在外的分类。所以说肾虽然名为先天之本，但它并不是与生俱来的固定量精气，也不是只会被不断消耗而不可再生，否则，很多老人返老还童、须发复黑的现象就不可解释。

如果肾先天定量的说法是正确的话，应该是所有人在年老之后生殖功能都会减退，那么为什么还有老来得子的特例呢？这是因为肾气空间的内容之物是磁场感应的产物，而磁场的运行对每个人的影响都是有差别的。有人大器晚成，有人少年得志，还有"三十年河东，三十年河西"之说，所以年龄对于肾气的影响也不是必然统一的。这个年龄段当时的气血充盈程度及循环后的积蓄程度会影响到肾气空间的输入情况，继而影响其充盈程度。

然后，日常养生要注意护精、节欲，避免肾精的过度消耗，达到延年益寿的效果。从消耗上说，需要遵循"男七女八"的肾气空间规律，但是由于肾气生成端的个体差异，每个人的表现并不一样。

在众多补肾的药物里，血肉有情之品是直接补充肾气空间里的真元之肾阴、肾阳，所以很容易上火。因为将肾气空间人为补满之后，这个空间接受身体剩余气血的功能就丧失了。气血循环完之后，没有地方可去，只能通过上火的形式发出体表。所以说，除非是针对身体极虚之人，否则不要轻易投用有情之品。不虚之人应用有情之品，除了上火的表现以外，还有就是容易导致纵欲。因为肾阴、肾阳过盛，为了给后续的存余气血腾出空间，就会人为进行加速释放，于是就造成了纵欲的倾向。或许有人会有疑问：治疗不孕不育，不是也用血肉有情之品吗？请注意，那是需要有药物配伍应用，而这里说的是长期单独服用血肉有情之品作为日常保健的情况。结果可能是在长时间的肾气空间充盈后，身体反射性地认为气血不要太充足，以免循环后的存余气血无处可去，于是自身的气血生化机制反而逐渐懈怠，最终造成气血反亏的情形。

关于肾气空间动态调整这件事，可以类比小学经常考到的一个数学题：在一个水池同时进行注水、放水的工作，那么水池最终会有多少水呢？水池的充盈程度不是看总容量大小，而是要考虑到动态的过程。肾气空间就是蓄水池，它储存的真元总量也是一个动态变化的状态，根据补充和消耗的速度来决定的。气血不断地气化为真元，好像注水量不断地增多。在肾气的空间里，真元以肾阴和肾阳的混沌状态存在，此后还需要排水，释放出来的肾气和肾精有其各自的功能和流向。比如肾气会对于骨骼生长及结实程度有关键的影响，"肾主骨"说的就是这个道理；而肾精对于生殖功能、生长发育会有关键影响。

《黄帝内经》提到了"女七男八"这个生命规律，它是中医学关于男女生长周期的一种说法。这个规律是说女性的生命周期的数是七，每七年体现一次较大的变化；男性的生长周期是八，每八年产生一次较大的变化。人体在幼儿期的时候，有两个生理特性：第一是"稚阴稚阳"，第二是"纯阳之体"。"稚阴稚阳"是说幼儿的形气未充，那么"纯阳之体"又是什么呢（图18）？

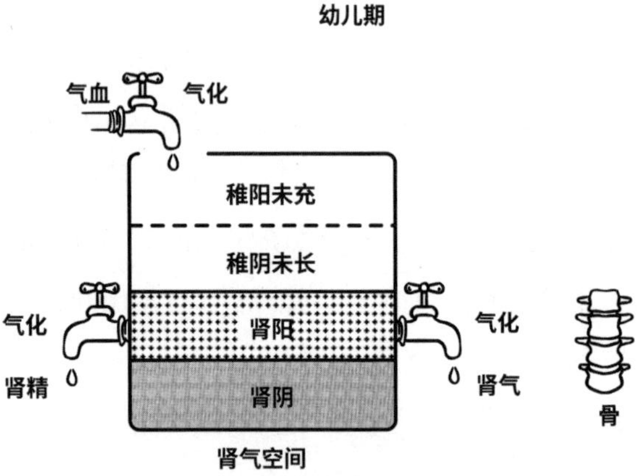

幼儿期

图18 纯阳之体

当人体处于幼儿期，也就是在七八岁之前的年龄时，被称为"稚阴稚阳，形气未充"，如同肾气的水池不满。此时，在生理上肾阳会比肾阴积蓄得更多一点，溢出的阈值也就更低一些。所以肾阳可以从肾中"气化"出来。表现为肾阳的水龙头里会有少量的水滴出来。人体中肾阳转化成肾气的气化过程经常会发生，但是肾阴还达不到相应的阈值，还不能从肾气空间里溢出来。这就是所谓的"纯阳之体"。其实就是说肾阳溢出的外在表现经常可以出现，而肾阴表现不出来而已。并不是肾气空间内只有肾阳，没有肾阴。此时肾气空间里溢出的肾气可以促进骨骼的生长发育，提升脑髓的效率。

之后，人体就到了学龄期儿童的阶段。学龄期大概就是女孩七岁、男孩八岁以后的年龄段。儿童的肾阴、肾阳还是不充实，仍然处于形气未充、稚阴稚阳的状态。此时肾气空间的水池会漏出更多的水，肾气空间仍然在继续充实，肾阴有所增长，但还是没有达到溢出阈值水位。肾阳同样继续增长，气化后肾气的释放增多，骨骼增长速度增快。

因为随着年龄增长，气血逐渐充盈，注入的肾气的气血量越来越大。虽然同时会使肾阴和肾阳有所增长，但还是以肾阳表现出来的气化功能为主。对于骨骼生长这种需求会变得更明显一点。

之后，人体到达"天癸至"阶段。对于"天癸"这个概念，《素问·上古天真论》有云："女子七岁，肾气盛，齿更发长；二七而天癸至，任脉通，太冲脉盛，月事以时下故有子……丈夫八岁，肾气实，发长齿更；二八肾气盛，天癸至，肾精肾气溢泄，阴阳和，故能有子。"很多人将"天癸"解释为肾精，这种解释并非完全错误，但是也不够准确。在"天癸至"之前，即在女子十四岁、男子十六岁之前没有天癸，但是身体就没有肾精了吗？

通过之前的解读，大家应该对气化过程有了基本了解。在"天癸至"之前属于儿童期，这个阶段的儿童属于"纯阳之体"，不存在肾精的外在表现。"天癸至"其实指的是肾气空间内的

"肾阴"达到阈值水位，之后启动气化过程，发生释放出的第一滴肾精的表现。"天癸"和"肾精"的意思不完全一致，其更倾向的是"第一滴"。"天癸"两个字中，"天"是指真元，与太阳响应而得；"癸"在《说文解字》中的解释是"水土平，象水从四方流入地中之形"。所以我以为，"天癸"是指"真元之水可溢出"之意，是一个标志性的指向，并不是具体物质的指向。

在女子十四岁、男子十六岁之前，人体骨骼的发育是迅速的。如果"天癸"提前出现，就是我们通常说的"性早熟"，这样会影响骨骼的生长发育速度。

性早熟是什么情况呢（图19）？

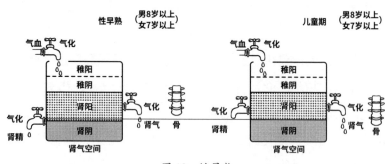

图19　性早熟

图中横线代表了肾气空间的释放阈值的水位。正常的儿童在十四岁或十六岁之前，肾精没有到达阈值，不能释放出来，没法产生天癸，但此时肾气正在逐渐增长。到十四岁或十六岁的时候，气血已经旺盛，水池中的水量开始增多，比儿童时期的肾气空间更充盈，稚阴稚阳状态已经消除，真元充实于肾气空间。此时肾阳大量地涌出，气化成为肾气，促进了骨骼的快速生长，同时肾阴也在逐渐充盈，开始出现了第一滴肾精——天癸。

性早熟的儿童在开始气血还没有那么旺盛的时候，身体的肾阴释放阈值就比较低。也就是说，这类儿童在肾阴其实并没有充盈肾气空间的时候，而仅仅是由于肾阴的释放阈值较低，使得肾阴在充盈度很低的时候就开始往外泄出肾精（图20）。

在十四岁或十六岁的青春期之前，肾阴过早外泄就会导致骨骼生长迟缓。

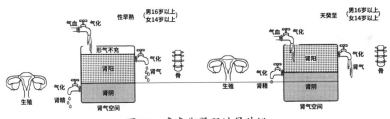

图20　青春期肾阴过早外泄

假设气血化生出了三滴水注入肾气空间，那么释放的三滴水全都会用于骨骼生长。在肾阴不正常释放时，在注入三滴水不变的前提下，肾气的释放端只剩了两滴，那么骨骼生长也会受到影响。因为肾气减少了，所以促进骨骼生长的原动力就会降低。

性早熟的儿童，在青春期时肾阴的释放阈值比较低，当到了真正"天癸至"的时候，气血开始旺盛，注入肾气空间的真元增多，原本在肾气空间里，肾阴少量释放变成了大量释放，而肾阳本该大量释放却变成了少量释放。人体肾气本该大量喷涌，变成了点滴而出。在肾气减少的时候，它所主导的骨骼生长也会相应延缓。这就是性早熟对于骨骼生长发育的影响机理。

　　到此为止，关于"气"的循行路线讲解完毕。由于气化是以气为中间产物，气化物质的运行靠气的引领和推动，所以气的循行路线其实就是我们身体的"气化循行链"。

第八讲　水的循行路径解读

接下来，我们要解读水的循行路线。

水的循行路线是什么呢？《素问·经脉别论》里指出："饮入于胃，游溢精气，上输于脾，脾气散精，上归于肺，通调水道，下输膀胱，水精四布，五经并行，合于四时五脏阴阳，揆度以为常也。"

这句话描述的是体内"水"的完整循行路线。我们看一下示意图（图21），便于大家去理解这个过程。

饮水的时候，水液从口腔进入，经过食道进入胃，之后胃发挥腐熟水谷、蒸腾水谷之精的功能，

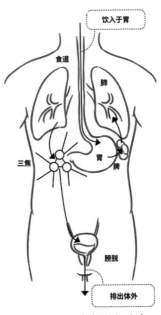

图21　水的完整循行路线

将精微物质转输到脾处积蓄。脾作为收集和转输的空间，调控其中的水谷之气，把其上归到肺，接下来"通调水道"。《中医基础理论》里提到"三焦为水道"，所以这里的"水道"其实指的是"三焦"，而并不是单纯指水液的通道。

水在下行三焦以后，经过三焦输布于全身，之后五经并行。五经并行的意思是水要跟着身体的五脏之经一起运行。三焦作为人体脉的侍从、守卫，对脉进行补给。当水液濡养周身之后，气血归于肾气空间，三焦内的水液完成了它的任务，之后输入到膀胱，然后气化，变成尿液排出体外，这就是人体水液的循行路线。

再来看气化过程示意图（图22）。

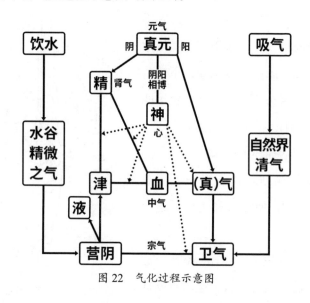

图 22　气化过程示意图

饮水以后，水谷精微之气输注到宗气空间，在宗气空间里形成营阴，这就是津液的最原始状态。营阴划分为津和液，津的一部分是通过三焦输布到全身；另一部分津奉心化为血，通过血注入脉；还有一部分液跟着三焦运行，在循行周身过程中，流注于关节，补充脑髓。综合来看，津生成了营阴的流动部分，液是营阴中的黏滞部分。

在整个气化过程中，气和血在中气空间里可以相互转化。除此之外，在全身各处，营阴一部分是可以从三焦补充到脉里，维护血的稳定。但是，这个过程是单向的，血不会反过来补充营阴。

到此为止，我们将气与水的循行过程解读完毕。这样，大家可以对种类繁多的中医名词有了更深入的了解。通过气化链条，可以将日常含有"气"的名词分类，以宏观的视角进行记忆，这样更便于理解，以后运用会更加得心应手。当我们看书或者临床实践的时候，就会更加明确地知道，这个时候可以从哪个节点入手去治疗。

看完了宏观的气化链，接下来解读这些中医元素在微观气化过程中是如何发挥其功能的。

第九讲　经络实质的解读

要想了解微观气化的过程，我们需要从"经络"入手。如果要搞清楚经络的实质，我们首先需要搞清楚五个疑问。

第一个疑问：现代医学解剖学在人体内找不到经络的存在，但是我们在练气功时能够有气流通过的感觉，用经络测试仪检测的时候也可以发现人体经络电波的存在。那么经络究竟是以一种什么样的方式存在呢？

需要从宏观和微观的两个层面来解读经络。从宏观上来看，经络实际上是一种空间，是黏膜之间的缝隙。所以经络确实是真实存在的。经络在两个黏膜之间，是一个存在的介质空间，它的壁就是黏膜。但是，如果我们以为经络是一个类似于胃、肝那种实质性的组织器官，那么自然就找不到它了。因为探寻的时候，我们就得把相邻组织器官切开，这样相邻组织器官的黏膜就被分离了，经络空间也就不复存在。所以我们在解剖时找不到经络，因为经络这个缝隙空间已经在分离的过程中给消除了。

经络这个缝隙空间可以在肌肉之间存在，也同样可以存在于体内任意的脏腑、组织中，但是，为了方便大家理解，这里就以肌肉筋膜这个比较能够熟悉的结构为例。可以先看看这个图（图23），寻找一下肌肉之间的缝隙。

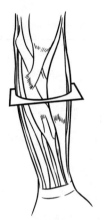

图 23　前臂肌群的解剖图

我们可以把前臂肌群做一个横断面，能够看到中间的两块肌肉"尺侧腕伸肌"和"拇长伸肌"，这两个肌群之间就有一道缝隙，由两个肌肉筋膜构成，这就是我们所说的经络。"经"是主干道，"络"是深入到各个微小处的血脉。以旋前方肌为例，如果切开肌肉，可以看到它有很多纤维，"络"就是肌肉纤维之间的缝隙。内脏的情况与此类似，从解剖学上来看，内脏之间都是依靠筋膜相互联系的，每个筋膜之间也有黏膜缝隙的存在。

这是前臂肌群的局部放大解剖图（图24）。

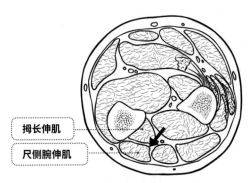

拇长伸肌

尺侧腕伸肌

图 24　前臂肌群局部放大解剖图

　　像冠状韧带、壁腹膜、膈结肠韧带、胃膈韧带，它们都是由两层黏膜构成的。黏膜包裹着内脏，之间存在的缝隙就是经络。现代研究发现，大量的体液免疫及细胞免疫的因子存在于其中。

　　第二个疑问：经络为何被称为"经脉""络脉"？经络是"脉"吗？我在学习经络的时候仔细思考过这个问题，当时觉得非常困惑，直到我熟悉了中医气化理论以后才解开心中的困惑。《黄帝内经》里认为经络是气血的通路，脉就是脉管了，又称经脉，是血液运行的通道。所以说经络在中医概念里，是指"脉"，是经脉、络脉。

　　而"脉"和西医的"血管"不是完全等同的。具体来说，经脉、络脉的"脉"，指的是缝隙空间，是黏膜之间的空间通路。我们中医的"望闻问切"中的"切脉"，俗称"把脉"，也不是单纯地体会动脉血管的跳动，如果"把脉"仅仅体会脉搏的跳动，那也无非就是脉搏跳得是快还是慢、是强还是弱、节律是否整齐等等。如果是这么简单，中医的脉诊又怎么会分出那么多种的辨证结果呢？"把脉"中的"把"是指体会构成动脉血管壁的两层黏膜的状态，而我们把脉的浮沉取，就是分别体会浅层黏膜与深层黏膜的状态，这两层黏膜之间的缝隙就是"经脉"。

第三个疑问：经络内含的到底是"气血"还是"阴阳"？关于这个问题，我们先引用《素问·血气形志》里的一段话："太阳常多血少气，少阳常少血多气，阳明常多气多血，少阴常少血多气，厥阴常多血少气，太阴常多气少血，此天之常数。"这句话论述的是经络的气血。用阴阳来命名经络，那么经络应该是内含阴阳的，可是为什么又要说经络内的"气血"呢？后来发现，经络学说的很多内容其实讲的就是气血的状态，我们只是用经络的阴阳属性去描述气血。那为什么又用太阳、少阳、阳明、少阴、厥阴、太阴这样的阴阳符号去命名经络呢？经络其实说的是脉，"经脉""络脉"是属于气血运行的通路，因为脉本身就应该是运行气血的。阴阳和气血在人体气化过程是两个层面，却在经络这里出现了汇合，因为经络空间里含的是气血，而经络壁的电荷分别属于三阴三阳六种不同的状态。

第四个疑问：经络到底是不是气血化生之所？无形的阴阳化生有形之气血，那么经络里既有阴阳要素，也有气血要素，是否存在气化过程呢？答案应该是否定的。"无形的阴阳化生有形之气血"指的是一个大的气化规律，而不是所有"阴阳""气血"之间都存在气化关系。脉中气血的化生，是在其注入脉中之前，在"神"的指导下于中气空间里进行，然后再注入经络中去流注、充盈周身，所以就没有在经络里再气化产生气血的这个过程。有人可能会疑惑：之前不是说三焦里的营阴、卫气可以补充脉中的气、血吗？请注意，卫气进入脉中，只是起到清除脉内气血之毒的作用，而营阴进入脉中，只是少量补充液态的容量，支撑起脉，而并非在循环过程中直接转化成血。

既然经络中的气血不是由经络的阴阳气化产生，那么经络的阴阳属性对气血能起到什么作用呢？脉中的气血的总量已经在从中气空间注入脉之前就固定了，但是在脉中循行的过程中，气血含量的比例是不是可以调整呢？可以的。经络其实是在神（磁场）的指导下，通过阴阳（正负电荷）来调整经络里的气血含量比例。经络所用来命名的阴阳名称，就是代表经络的不同阴阳属性，通过此属性的经络壁正负电荷状态，产生不同的磁场，以此来指导该属性的经络空间里的气与血的含量比例。这就是《素问·血气形志》所说"太阳常多血少气，少阳常少血多气，阳明常多气多血，少阴常少血多气，厥阴常多血少气，太阴常多气少血，此天之常数"的本意。

解读到这里，第五个疑问出现了：经络内的"气血"到底是什么？中气空间里积蓄整体气血，现代医学解剖学上没有发现"膈"中有大量的血液存在，这不是和王清任的错误一样了吗？

那么在这里，我们就要特意解读一下中医的"气血"含义了。中医的"气血"中的"血"，和西医的血液并不是完全等同，这是两个不同视角的事情。

我们讲过，经脉、络脉是指黏膜之间的缝隙空间，中医说的脉中"气血"，更倾向于黏膜的动脉毛细血管网和静脉毛细血管网之间微循环的气血交换状态。这是一个横向视角，它与西医血管内血液流动的纵向视角是截然不同的两个视角。这个横向视角链接成串，就是气血输布过程。中医"气血"的输布过程，就像多米诺骨牌，每一张牌都是一个独立的微循环的新陈代谢过程，只是按顺序依次做出倒下的动作，看上去像是一个传导路径而已。中医特别喜欢用输布这个词，多米诺骨牌倒塌的过程，是不是很形象地诠释了"输布"这个动作？

　　整体气血就是指中膈的黏膜缝隙内含有微循环的新陈代谢的整体活跃量，然后再依次通过脉的传导，延续性地进行全身输布，去指导身体黏膜间微循环的气血新陈代谢。所以中医的"气血"，不是指血氧饱和度和血容量，是指在微细的毛细血管网之间内积蓄，起到沟通、衔接微小动、静脉气血交换的很少量的"气血"，就像通信兵的职责一样。与全身全部的血液和血氧含量相比，"气血"的量虽微小，但是作用关键。毛细血管网失去沟通连接功能，新陈代谢功能就会瘫痪。这才是中医"气血"的真正含义。因为总量不大，所以中膈处见不到大量的血液积蓄，也就不足为怪了。

　　那么有人会有疑问：不是说气血从中气空间传递到心，进入脉中吗？西医也讲心室出动脉，那么这和中医说的"心主脉"有没有什么联系？"心主脉"的"脉"讲的可不是西医的动脉，这个脉是指黏膜之间的缝隙。但是这个黏膜，是伴从心的主动脉壁黏膜缝隙开始遍布周身的，这就是两者之间的联系与差别。因此，中医所说的"心主脉"和切脉中的"脉"意义一致，但都不是指西医的动脉。

《黄帝内经》讲经络时，以手太阴肺经起论，说其"起于中焦，下络大肠，还循胃口……"，这里的中焦，就是指"中气空间"，所以中气空间积蓄的整体气血就是首先从肺经开始依次输布到周身的。

这里提醒大家一句：我们见到的经络循行图，也仅仅是经络体表投影点的连线而已，而并非真的是经络。经络在身体内是有不同深度的，是立体的存在。

我们在辨证的时候，容易眉毛胡子一把抓，觉得全身哪里都可能存在气化，而忽略了气化其实就是几个重点的部位，从而治疗时就会根据部位去叠加相应的药物，缺乏针对性。当我们知道了气化不是哪里都可以进行时，我们就回去抓气化链中的几个关键点，此时治疗起来针对性更强，也没有多么复杂，因为身体必然会在这个节点产生气化过程。临床最忌讳无针对性的药物叠加，因为那样的话，辨证就会模模糊糊、模棱两可，治疗的时候都想兼顾，实际却顾此失彼。因为如果想调动全身所有位置的话，就会哪里都调动不了。

实际上，给大家讲中医基础理论的要点，就是要大家懂得去找身体的气化链节点，这也是一种整体观念。调节整体气化链的节点，中间很多过程就可以忽略。比如，想在高速公路内寻找一辆移动的车，没有必要在高速公路上追着各种各样的车一一筛查。我们只需要在高速公路的出口设置一定的排查措施就好了。气化链节点的治疗也是这个道理。

在讲述完宏观的经络之后，接下来我们解读一下微观的经络状态。

如果我们把经络黏膜缝隙空间当成经脉、络脉的管道，那么构成这个空间两侧的黏膜就是经络壁，也就是说经络空间的壁其实就是黏膜。那么由此就引出了微观的经络实质。

请看这个示意图（图 25）。

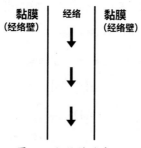

图 25　经络缝隙空间

从宏观上，我们看到一个经络缝隙空间，气血在缝隙里流注输布，黏膜就是经络壁。稍微倾斜一下视角，我们把关注点放到经络两侧的黏膜壁上，将黏膜壁稍微错位，看到了黏膜壁是一个纵横交织而成的网状平面，构成这个黏膜壁的纵横线就是经络线。其实黏膜壁的经络线本身受大自然的磁场影响，黏膜壁由纵横线织成，其转向是随着时间的推移而动态变化的，阴阳其实就是用来描述黏膜线的正转（阳）和反转（阴）状态或者趋势。

之前我们提到，阴阳是真元的表述状态，描述的是真元的磁场节律，这个磁场就是神。学过基础物理的人都知道，两个磁极同性相斥、异性相吸，中间有一个力的作用。这个力的作用无形无状，但是它却是真实存在的，这就是磁场效应。磁场效应的磁感就可以类比我们说的神。其实，我们身体的黏膜壁就像是电极，其上的阴阳就是正负电荷，由此产生的中间的电磁场就是神。

这个黏膜线是如何随着时间推移进行动态变化呢？我们看这个图示（图26），在早上7点的时候，经络两个壁，左边的黏膜是阴性的，右边阳性的。这就是黏膜的电位效应，黏膜的阴阳其实就是黏膜上正、负电荷的问题。

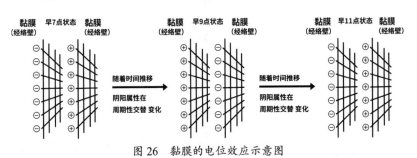

图26　黏膜的电位效应示意图

当时间推移到了9点，左侧黏膜由阴性转成阳性了，右侧黏膜也由阳性转成阴性了，那么它的场就会发生一个变化，它所带动的趋势也会发生变化。到11点的时候又开始恢复，黏膜的左侧又变成阴，右侧又变成阳了。它随着时间推移产生交替变化，代表着阴阳交替。现在大家初步了解这个阴阳的交替状态，具体后边还会再细化去讲。

在了解动态交替过程之后，现在我们先固定一个时间点，来分析一下的黏膜的状态构成。我们就以早上7点时的经络壁黏膜状态举例，这个黏膜壁左侧黏膜线是阴性的，右侧的黏膜线是阳性的。生理学里的"膜电位"结构，以及物理学电磁理论中的正负电荷电板，是不是和这个阴阳结构极为相似？下面大家可以看一下这张经络的示意图（图 27）。

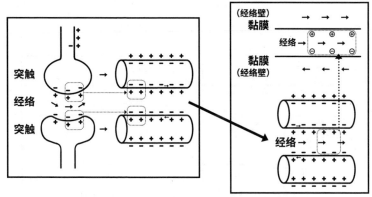

图 27　微观经络实质解析图

膜电位结构突触结构上是有阴阳电荷的分布的，这个膜电位结构可以说是西医的基础，因为生理学中把膜电位结构作为很重要的基础知识，而在中医里，膜电位结构其实是经络的微观基础，更是我们中医理论的微观基础。我们把这个突触两侧的黏膜进行放大，这里形成两个相邻的管道，就是我们说的经络空间。注意管壁这里，方框里头圈着它的正电荷，就是我们所说的"阳"，"负电荷"就是我们所说的"阴"。生理学的膜上是带有正负电荷的，那么这个经络壁黏膜上也同样是带有正负电荷，我们给它转换成中医所说的"阴阳"与之对应。

因为正负电荷就是相互对立的两个性质，中医说的阴阳也同样是互相对立的两个性质。从膜电位的图示我们可以看到，膜电位说的是黏膜两侧正、负电荷，中医经络着眼的正是中间的缝隙。我们再接着往下看，这个图我们再给它分解，把它的视角稍微倾斜一点，把它的平面完整露出来（图28）。可以看到上头的纵、横交织的经络线，这只是中间的纵线的一部分，上面正电荷属阳，下边负电荷属阴，中间的缝隙是经络。

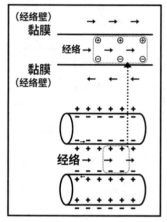 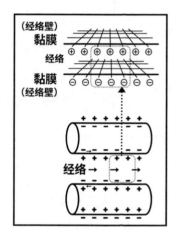

图28　膜电位视角倾斜分解

以上可知，经络里的阴阳就是黏膜线的正、负电荷。黏膜的正、负电荷的产生是由于经络壁上纵横交错的黏膜线顺、逆旋转产生，黏膜线并不是固定不动的，而是在不断地进行往复的正反交替旋转，这个旋转的方向影响了黏膜上的电荷是正还是负，并由此影响黏膜之间的磁场。

研究经络其实就是研究黏膜的状态，也就是研究构成黏膜的纵横黏膜线的旋转状态和旋转趋势及节律。这才是经络的实质。

我们真正的阴阳附着在黏膜线上，联系我们刚才讲到的调整黏膜壁的阴阳以调整经络中的气血。通过黏膜壁磁场产生的"神"，去带动黏膜壁上的经络线的旋转，使得阴阳发生不断的交替，发生相应的旋转的一个状态。

我们把气血比喻成铁砂的话，那么经络两侧的黏膜壁就如同磁铁的两极。它们随着时间推移，周期性变换各自磁场的属性，就可以相应改变黏膜间隙——经络中的磁场，之后经络里铁砂的含量配比会有相应的周期性改变。整体阴阳会影响整体气血，上文说的那个作为症状的施力方的老太太跑出来，带上"火"这个手套去攻打那个症状受力方老头子。这是因为身体的阴阳状态，也就是磁场的状态，迫使黏膜壁做出改变，导致整体气血在肝经运行时，其气血状态不适合厥阴的磁场状态，继而肝的气血处于一种亢奋活跃状态，它才会压抑不住，把多余的病理状态气血涌出，转移到其他脏腑的气血中去，这样就产生了症状的施力方和受力方。所以无论是生理性的气血状态，还是病理性的气血状态，都是在阴阳指导下，维护其正常循行或者不正常的多余压力传递。

谈到经络，就不得不提到生物全息理论。全息理论主要用于阐释非直接关联的两个事物之间的微妙联系，比如肢体、经络与内脏表现的同步性。在研究全息理论时，常见的如面诊、手诊、耳诊以及足诊，这些体表位置并没有与身体的对应脏腑直接产生联系，但是我们在临床实际应用的时候，却能够看到它们确实与内部脏腑有相对应的效果存在，对诊断、治疗帮助很大，即便是小儿推拿、小儿按摩也是一样，因为它们是通过体外穴位与体内脏腑的间接联系，来发挥调整作用。这是全息理论的一种应用。反射区和内脏相对应，这种同步性其实是以磁场为媒介的一种反应。

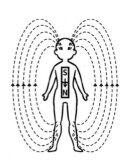 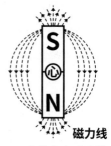 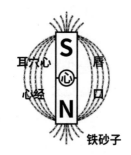

图29　生物全息理论图

　　如图片所示（图29），人体类似于一个上南下北的磁场，不断地进行循环运转。那么各个脏腑的磁场的变化频率是否完全一致呢？答案当然是否定的。同属于"心"这个频率的磁场，它散发的磁力线间隙宽度、频率与"肝"的磁场是不同的，而与"心"的磁场频率同步的外在经络、孔窍、全息点，就会与心的转化同步，临床上属于心系。以此类推，还有肝系、肺系等等。不同系统的磁场频率是不一样的。

　　以心脏来举例。我们平时看不到磁场的磁力线，但是当我们撒了铁砂之后，马上可以见到由铁砂模拟出的磁力线，因为铁砂会沿着磁力线来排布。属于心脏状态的磁力线有可能就是在唇、在口、在耳穴某处、在手少阴心经、在足底或手部的某个反射区等等。这些都是黏膜空间的磁场频率状态和心脏黏膜状态同步而形成。因为这种相同振幅、波长的黏膜空间磁场状态存在，人体内外就会产生共振，相互响应。比如我去触碰耳朵的心反射区，虽然没有直接作用于心脏，但是可以通过磁力线间接地影响到心脏的磁场，使其产生了同步。

这种同步会由身体不同部位的气血变化体现出来。有这样的磁力线的存在，也必然会造成相应气血状态的变化。例如刚才讲的阳明经多气多血，阳明黏膜的经络壁，是属于阳明状态的阴阳配比的属性磁力线，它的气血应该是属于多气多血状态，所以通过无形阴阳来调整有形气血的含量。到这里，我们应该明白经络的真实意义，也就知道我们平时如何运用经络去治疗疾病了。

第十讲　子午流注的解读

　　提到时间医学，很多人的第一反应就是子午流注学说。确实，在中医学里，最有名的时间医学就是子午流注时辰养生，以及四季养生、节气养生等等。但是今天我们所论述的是人体气化链的核心生物钟规律，与上述几种时间医学的概念并不相同。

　　关于人体气化的时间医学概念会在之后有专门章节具体进行讲解，我们在这里先解读一下子午流注的时间医学理论。很多人对子午流注学说的印象大概就是每个时辰对应特定的脏腑经络，其实这个认识并不全面。子午流注学说是一个中医思维模式，对养生保健的指导只是它的应用之一，单纯用这个理论去套用时辰和脏腑的对应是不够全面的。

　　按照《黄帝内经》里的描述，经络气血流注有相应的顺序，但是这种流注是否会分"路段"呢？比如这段气血属于心脏，那段气血属于肝脏？我认为不太可能。经络气血的流注应该是一气贯通，按顺序流注五脏六腑的，并不是说某一段气血只能属于特定的脏腑。中医为经络标注的名称，如太阳、阳明、少阳、太阴、少阴、厥阴等，代表的是该条经络的属性。这个属性是由构成该条经络黏膜线的阴阳状态所决定的，也是外界与相应脏腑归经同步的属性状态，相同属性状态下的组织、器官、孔窍、全息点的变化节律也是同步的。它们以磁场为媒介进行相互联系，发生的周期性变化也会体现出大致相同的频率、波长、振幅。这就是中医全息理论，与中医学整体观念的本质是相同的。

回到子午流注学说中时辰对应经络的概念上来。这里的时辰只是一个参考坐标，而不是经络内气血流动的必然对应规律。在这个理论上，无论研究的是纳甲法还是纳子法，还是其他与子午流注相关的应用规律，历代医家只是把这个"子午流注基本对应规律"当作一个基础坐标，然后再根据这个坐标将其流转顺序根据自己的临床经验进行归纳，总结出经络开穴时间，并应用于临床治疗上。这是一套完整的理论，而并非是简单理解为某个时辰治疗某个脏腑的疾病。

从古至今关于子午流注理论的研究有几个经典学说，我们这里简单地介绍一下，以便于大家能够以宏观的视角去理解这项理论。下面用车辆停靠车站的例子来类比气血流注的过程，从而介绍子午流注理论的临床应用。

首先用车站的示意图来介绍几种子午流注的应用（图30）。

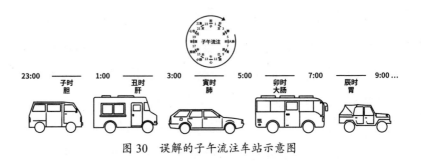

图 30 误解的子午流注车站示意图

　　首先，很多人将子午流注误解为是这种私家车模式。如图所示（图 30），汽车代表经络内流转的气血，车站时刻代表子午流注时间规律。这种时间与脏腑对应的思维模式是"到点换车"的模式。好像是某个时间段有专门供应特定经络和脏器的气血使用。例如子午流注规律规定子时（23：00—1：00）是胆经气血流注时间段，那么按照这种理论的理解，似乎在这个时段内，就只有胆以及与之同步的组织、孔窍的气血才运行、灌注，其他脏腑的气血都停止运行。

　　显而易见，这种解释过于片面了。子午流注学说本来研究的是"胆经"，而在这里就被不知不觉地偷换成了"胆"的概念。中医最讲究"咬文嚼字"，如果医师在临床上对很多概念的理解模棱两可，那么他的中医临床水平就会停滞不前。

　　"胆经"和"胆"还是有区别的，当然这两者之间有密切的关联，例如受到同一磁场的影响，经常会产生共鸣，运行规律基本同步，但也仅此而已。"胆经"气血流注指的是整体气血在胆经里的流注，而不是一部分只属于胆的气血在流注，更不是胆的气血积蓄状态。大家一定要正确理解，避免陷入思维误区。

关于子午流注学说的正确理解应当是公交车模式，而不是私家车模式。某个时间段里不是只有单个脏腑经络的气血在充盈流转，而是人体的整体气血都在经络中充盈流转。图示中（图31），公交车代表流注经络的整体气血，公交车的运行代表经络内整体气血的流注，车站时刻代表子午流注时间规律。

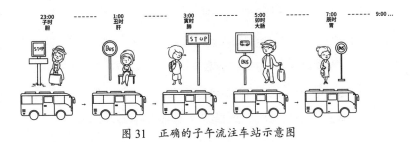

图31 正确的子午流注车站示意图

整体气血包含了不同脏腑的气血，就如同公交车上坐满了乘客，而这些乘客来自不同地区。到了子时，整体气血可以在胆经停留，好像载有乘客的公交车在车站停留。这个时候乘客可以上车下车，就如同整体气血在胆经可以进行气血交换一样。

这里需要搞清楚两件事。第一件事是必须区分脏腑气血和经络气血。如果觉得是一回事，那这种研究态度又是模棱两可了。我们应当清楚，"脏腑经络气血"和"脏腑气血"的概念是不同的。公交车内的乘客，指代整体气血。所有乘客来自于不同的地区，都可以搭载公交车，好像多个脏腑的气血汇聚成整体气血一样。公交车站指代脏腑经络，在公交车站上下车的乘客指代脏腑经络气血。这说明气体交换有时间段规律，正如公交车在某个站点停靠也是与时间段相对应的。因此子午流注时间规律描述的是不同脏腑经络的气血流注，并不是脏腑本身气血的盛衰状态。

第二件事是搞清楚经络气血为什么会在某个时间段流注于特定经络内。气血不应当是循行周身的吗？怎么会在1个时辰（2个小时）的时间段里停留在特定经络里呢？

在这里，很多人的思维受到了现代医学的血液循环学说影响，自然觉得血液循环流动应当是贯穿始终，而不可能在某一时刻停止循环，否则人就死掉了。但是，中医的"气血"概念，描述的不是血液的液态流动，而是类似于多米诺骨牌的运动状态。每张骨牌既是独立的个体，也会发生统一的动作（骨牌连锁倒下）。单独看每张骨牌，就像是毛细血管中微动脉和微静脉发生极少量气血交换时的"气"与"血"，发挥类似通信兵的沟通作用。骨牌发生统一动作，就是极少量气血统一衔接毛细血管网的微循环，使其气血交换活跃，机能增强。既然这种气血运行模式不是水液的流动，那么就可以像骨牌连锁倒下那样发生暂时停滞，然后再继续。这就是经络的气血为什么可以流注在一条经而维持一段时间的道理。

脏腑气血不会全部转化为整体气血，就像"脏腑经络车站"的乘客不会全部搭乘到公交车上一样。因为脏腑一定会留存足够的气血，只有少量气血会释放到气血循环里去。这些乘客可以轮流去乘坐这辆代表整体气血的公共汽车，就像脏腑气血可以在经络里运行，但要在保持该脏的留存气血足够维持其机能正常运转的前提下。再有，公交车也是有容量的，外出旅行的人要受交通工具的限制，不可能有太多人登上公交车。与脏腑这个固定不动的居住地相比，经络气血的量远远少于脏腑气血。基于以上两点原因，所以经络内极少量发挥沟通功能的气血即使一段时间停止流注，也不会造成脏腑功能衰竭而使人体死亡，这是因为维持脏腑功能的主要气血循环还正常存在。这也可以反证，不是一个时间段只有一个脏腑的气血发挥作用。

　　下面的图片（图32）展示了"子午流注纳子法"的思维模式。

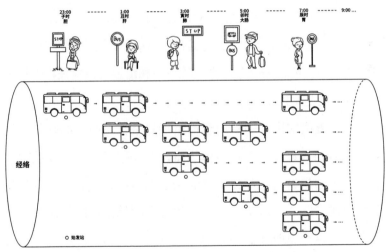

图 32　子午流注纳甲法和子午流注纳子法

　　在子时，第一个车站（胆）有一个人在等车；在丑时，第二个车站（肝）可能有三个人在等车。这三个人并不是都属于第二个车站（肝），有可能是从别的车站（别的脏腑）到这个车站（肝）来办事情的，但是同样也有搭乘公交车的需求。所以说并不是这里上车的乘客全是属于本地人。等到寅时，搭乘状态就又不同了。

应用补母泻子法就要考虑到这里的时间规律，以时间规律作为标准而确定治疗方案。公交车在子时进入第一个车站（胆），把等车的乘客全都拉上；到丑时来到第二个车站（肝），发现要上车的人特别多（肝气特别旺）。按照补母泻子法的应对思路，就应该在这里尽量少搭乘一些来自于第七个车站（心）的乘客，这就是"实则泻其子"。如果感觉第二个车站（肝）上来的乘客太少（肝阴虚），那就应当在这站多搭乘一些来自于第十个车站（肾）的乘客，这就是"虚则补其母"。这是根据五行规律确立的补母泻子法。所以公交车停靠在哪一站和需要去调整来自于哪里的乘客分别是两回事。

子午流注纳甲法的应用理论更加复杂，它研究的是如何调整车厢内的人数。同样是整体气血，但是它考虑的是发生时间不同。也就是说公交车在子时的始发站是胆，然后到了丑时始发站变成了肝。人体里十二个脏腑的不同始发站的气血在里头混合。在这个情况下，气血循环无端，一直运行。打个比方，就好像公交车有固定的上下站、走的路线和甩站的方式，不一定每站都会停车。所以需要研究的是哪条路线的公交车有用，哪条路线的公交车会在这个时刻通过，等等。这就是子午流注纳甲法。

子午流注学说是研究针灸取穴方法的一个坐标，体现了时间医学的循环性，但是它并不是中医时间医学的全部内容。研究时间医学，其实是以五运六气、节气和阴历初一到十五这种固定不变的时间规律为基础，并非是子午流注学说。所以我们仅仅做一些浅尝辄止的解读，到这里告一段落。

第十一讲　藏象学说的解读

接下来，我们开始解读藏象学说。很多学生认为自己对藏象学说相当熟悉，但是到了临床在应用藏象学说的理论时总是不得要领，因此我们还需要全面梳理一下。藏象学说研究的是人体脏腑生理功能，以五行学说为基础，归纳脏腑的功能属性，描述五行与脏腑的对应关系以及脏腑之间相互的关系。《黄帝内经》对此的记载尤为详尽。

事物属性的五行分类源自《黄帝内经》，如五音、五味、五色、五化、五方、五季均可对应五行，这是自然界的情况；五脏、五腑、五官、形体、情志、五声、变动也能对应五行，这是人体的情况。关于五官、形体与五行的对应情况，我们在前面已经提到，这部分内容属于全息理论的范畴。在学习了整体气化过程以后应该对这个概念有了初步了解。临床上实际应用脏腑功能理论的时候，医师不应该将所有内容混为一谈，而是要把它着重细化分成四个部分。

首先，要根据人体表面的症状司外揣内，来判断人体内的病理变化。脏腑出现了病理变化之后，与脏腑相对应的体表部分会表现出相应症状，这个对应规律就是著名的人体五分类学说。五分类是什么呢？木、火、土、金、水，分别对应人体的脏腑，脏为肝、心、脾、肺、肾，腑为胆、小肠、胃、大肠、膀胱。然后，人体的志、液、体、华、窍等等也可以归属于这个分类当中，同样会分别出现相应的变化，那么根据外在症状表现去追根溯源，判断体内发生病变的脏腑，从而确定相应的治疗方法，这就是五分类学说的具体应用。

其次，要了解脏腑的生理功能。当人体处于病理状态下，在判断受力方脏腑时，一定要明确脏腑在正常状态时的生理功能。在中医基础理论中，脏腑生理功能描述的是正常状态下人体脏腑所发挥的作用，例如肝脏藏魄，主藏血，调畅情志，生成胆汁；脾脏藏魄，主升清、统血，运化精微物质及水液，诸如此类。当人体受到外界因素影响以后，脏腑生理功能就会受到影响，病理改变因此而出现。只有了解脏腑的生理功能，才能了解人体病理变化产生的原因。

再次，病理因素在脏腑之间发生传变，作为施力方的脏腑影响到作为受力方的脏腑，这种影响一般会符合五行的生、克、乘、侮规律，即木生火、火生土、土生金、金生水、水生木的相生规律，木克土、土克水、水克火、火克金、金克木的相克规律，以及肝侮肺、肺侮心、心侮肾、肾侮脾、脾侮肝的相侮规律。研究到五行生克规律的时候，就到了寻找脏腑施力方的阶段。例如，中医有个说法叫"五脏六腑皆能致咳"。当出现咳嗽症状的时候，很容易确定肺脏是受力方的脏腑。但是其他脏腑通过五行的生、克、乘、侮规律都能攻击到肺脏，这些发出攻击的脏腑就是施力方。所以，找到施力方之后，要缓解施力方的功能，使施力方不再去进攻受力方，这才是治病的根本原则。

最后，脏腑作为病理产物的生成方，会遵循"病机十九条"的规律。为什么恰好是十九条呢？因为病理产物可能单独为患，也可能夹杂为患，比如合并一项，合并两项，合并三项，种种不一。当种种情况排列组合后，对应出来正好是十九条。不是说《黄帝内经》说到第十九条突然词穷，只能停留在了第十九条上，不是这样的。

打个比方，我们的住宅楼里不同的屋子每天会扔出不同的垃圾，像有的屋子扔橘子皮，有的屋子扔快餐盒等等。但是清洁工在收垃圾的时候会将垃圾分类，分别扔到楼下的垃圾桶里头，然后再通过垃圾车将所有垃圾集中运走。人体也是如此，每种病理产物或在脏腑中产生，或在经络中产生，产生后并不会留在原处不动，而等气血流转到这个位置时将病理产物带走。带到哪呢？带到病理产物经常容易汇聚的位置，也就是前文提到的那个楼下垃圾桶里。

正常情况下，所有屋子的垃圾最后都会通过垃圾车运走，人体的所有病理产物也会在汇聚后整体排放出去，这就是人体气化整体观念的体现。所以在临床上，想要有显著的疗效其实也不难，关键在于把握住气化的几个重要节点，最终针对病理产物统一用药。就好像清洁工不需要挨家挨户地收垃圾，只需要在这个楼的垃圾桶处统一进行处理即可，这样做又快又省事。

我们需要再次强调病理产物在疾病发生链中所处的位置。当人体核心出现病理变化以后会发出警示，告知人体的气血出现了问题。首先，人体内含有阴离子、阳离子的磁极产生磁场，使某个相关脏器的气血发生变化，之后有余的气血变成邪气脱离而出，去寻找与之相匹配的病理产物，一起冲击人体其他脏腑。人体气血循环受到阴阳磁场的影响，一方面让脏腑气血处于病理亢奋状态，另一方面还会影响人体经络的整体状态。无论是人体内脏腑的黏膜状态，还是人体外周经络的黏膜状态，都会出现相应的改变。经脉、络脉及三焦所含的卫气营血发生变化，产生病理产物，并在每一个微小循环时蓄积病理产物。等到一定时间以后，慢慢顺着经络的循环汇聚到人体的"大收集站"，也就是"病机十九条"中提到的各个脏腑。当失衡的气血循行到病理产物收集处，就会对相应受力脏腑进行冲击，症状因而发生。这就是疾病症状的完整发生过程，虽然看着较为复杂，但是只要把握住了关键节点，这个病理过程就可控，开出的临床处方就有效。像古代的医学大家，无论他的处方多么复杂，其中最重要的永远是对气化作用产生关键影响的那几味药物，而其他药物都只是起到辅助作用。这才是他们流芳千古的原因。

下面，来看病理产物以及病理产物在人体气化链中所处的位置。当自然界磁场干扰到人体真元时，人体真气就会被释放出来，与水谷精微之气、自然界清气在宗气空间内进行汇合。之后，自然界清气和真气化为一身之气（也就是"气血"当中的"气"），在经脉里运行；而水谷之气化为营卫之气与营阴。营卫之气进入三焦周行全身，营阴奉心神化血，从中气空间进入经络后，循行布散到周身。

大家知道，人体有种种的症状反应，一般会在人体解剖结构上有所体现。像"膈上"和"心包"，从位置上看基本上是相互重合的。那么"心神"是藏在心脏里吗？从现代解剖学的角度来看，心脏"藏神"的可能性不大。包括元气、宗气、中气、肾气都是在缝隙空间里存在的，这个缝隙可以是脏腑与脏腑之间的空间，也可以是腹壁与腹膜之间的空间，而不是真正在某个脏腑之内存在的。包裹这个空间的黏膜是由临近脏腑的系膜韧带延展出来的，因为相应的空间距离这个脏腑比较近，所以就以脏腑的名称来命名而已。"心神"也是藏在黏膜构成的空间中，而不是藏在心脏里部。

《黄帝内经》中的"病机十九条"的描述与此基本相同。我们说"诸风掉眩，皆属于肝"，人体的肝气一般会比较旺，但是肝脏内部能存气吗？肝脏内部存不了气。我们都知道"肝主筋"的说法，与肝脏相关的韧带很多，比如冠状韧带、肝圆韧带、镰状韧带、肝胃韧带、肝十二指肠韧带等等。其中，肝的冠状韧带就在膈下筋膜和肝脏之间分出了一个空间，这个空间可以存"肝风"，人体内所产生的风邪都汇聚在这个空间里。同理，一般来说脾脏多受湿邪困扰，那么是脾脏的内部可以存湿吗？不可以的。是脾脏外延展的黏膜所包裹的空间才可以存湿邪。"病机十九条"里，所有提到的储存病理产物的空间都不位于脏腑内部，只是以临近脏腑命名而已，像存在于肝脏冠状韧带、膈下筋膜所构成空间里的病理产物就是肝风，将其归纳为"诸风掉眩，皆属于肝"。这是因为通过症状表现知道"肝风"存在于肝脏附近的位置。

在气化链过程中，人体产生的病理因素主要有风邪、火邪、湿邪、瘀邪等等。风邪汇集于肝脏附近，火邪汇集于心脏的附近，湿邪汇集于脾脏附近。寒邪在体内存在可能性不大，因为人体体温一般在36℃以上，这说明人体是温煦的，没有绝对的寒邪。但是"诸寒收引"中的寒邪是因阳气不通所造成，这其实也是"瘀"的一种表现。瘀邪一般会渗到附近的空间，与其他病理产物结合在一起，去攻击相关脏腑，之后产生的临床表现就是症状。所有的症状集合在一起，形成一个完整的异常生命过程，这就是患者俗称的"病"。

至此，我们已经把藏象学说解读完毕。

第十二讲　发病的因素

　　前面在讲解气化过程的时候，我们已经了解人体发病的整体过程。下面我们需要在这里进行系统化总结，再着重强调一下影响人体发病的关键因素。这些因素经常影响临床诊断，所以希望大家能完全掌握。在发病过程中，我们要着重考虑对发病有重大影响的因素，共有两点。

　　首先，人体要与大自然和谐相处才能顺利生存，那么怎样才算适应大自然环境呢？自然环境并不仅仅指人们可以看得见的环境，无形的场环境也是很重要的。有说法称核电站附近的动物会出现基因突变的现象，这或许与场环境有关。说到疾病，首先每个人必须了解自己的健康状态，也就是现代医学所说的人体生理状态。人体生物钟节律不是生物学问题，而是物理学问题；不是化验指标，而是人体的场转换。中医认为，人体应该是由核心场来指导气血分布。什么叫"指导气血分布"呢？举个例子，有的人食量很大，甚至平时经常摄入营养品或高热量食品，但就是不会变胖；而有些人的体重很容易增长，甚至开玩笑说喝凉水都会长肉。这是为什么呢？

因为营养和热量进入到人体内要进行储存。瘦人的场就像一个小碗，倒进来的水再多，容量也就只有那么一小碗；胖人的场就像一个大碗，可以充分盛下倒进来的水。每个人的场具有差异，这就是人体生理差异的必然性。除此以外，某些看起来属于偶然出现的疾病，比如急性腰扭伤，其实也是因为失衡的核心场导致人体的重心偏移，腰椎附近的关节韧带两侧受力不均。有了这些失衡的必然因素，人体才会在偶然的诱因下发病。这些诱因在人体非外伤性疾病的发病过程中并不是根本原因，仅仅是压倒骆驼的最后一根稻草。

人体生理上的阴阳场可以影响气血的运行分布。我们把人体比喻成一个杯子（图 33），杯子的外壁是光滑平整的，就像人体光滑的皮肤表面。杯子内壁是凹凸不平的，就像人体皮肤以里的肌肉、组织、器官等，它们结构各异。在气血紊乱时，人体可出现病理变化，进而产生病理产物。杯子

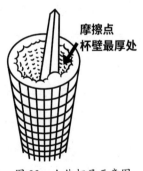

图 33　人体杯子示意图

的外壁指代人体表面，是症状显现的地方。这时在杯子正中垂直插入一根可以旋转的筷子，这根筷子指代人体的核心轴，杯子边缘厚度指代人体的体质。每个杯子的内壁状态都不会完全一样，代表着每个人的体质具有差异性。当人体核心轴正常运转的时

候，筷子与杯子边缘保持稳定距离，两者相安无事；当筷子的方向不再垂直，而是发生倾斜的时候，此时筷子在自转的时候就会蹭到杯子内壁。杯子内壁最厚的地方一定是最先被筷子蹭到的地方，这个地方就会产生磨损。当磨损透到杯子表面显露出来，等同于人体表面出现症状。

反过来说，当人体表面出现症状，相当于提示杯子内部有磨损出现，究其根本原因还是人体核心轴发生偏斜了。现在，大家应当能明白体质和免疫力在发病过程中扮演的角色。每个人的体质不同，杯子内缘的状态不一样，所以同样是人体核心轴失衡，不同体质的人产生的症状也不会一样，这就是发病易趋性的特点。由于每个杯子的边缘厚度不同，即使磨损发生在同一位置，磨损出现在表面的时机也不同。就好像免疫力比较差的人，被病理压力冲击后就更容易产生症状。因此，人体发病的难易程度由人体免疫力决定。

人体的先天体质和免疫力的个体化差异在后天很难改变，除非长时间不间断用药去调整它。但是当这个人停止服药后，往往还会恢复到原来的状态。所以从这个角度上讲，长期用药调整体质或免疫力的治疗意义仅限于改善生存质量，并没有达到完全治愈疾病的目的。因为人体这个杯子在最初生产的时候（即人体产生之初，受精卵生成的瞬间），杯子内壁的突起及边缘厚度已经由当时的综合场（当时瞬间的大自然场和父母场）所造就，在后天就很难去彻底改变了。

最后再总结一下，从这个例子可以看到发病的几个基本要素：

病位，主要指发病的内部脏腑及组织，就像杯子内壁的各个具体位置。

病理状态，就像杯子内壁被筷子碰撞摩擦后出现的各种的磨损状态。

免疫力，就像杯子边缘的厚度，能够经受磨损，避免破损显现在表面。它决定人体发病的难易程度。

体质，就像杯子的内壁状态。比如日常说的寒性体质和热性体质，如同判断这个杯子边缘是温度高的还是温度低。此外，杯子内壁凹凸状况不同，指代不同的人的脏腑功能强弱不一样。这就是人体的体质，决定了人体发病的易趋性，也决定了疾病的好发部位。

症状，就像杯子外壁的各种破损表现。破损出现在杯子外壁的不同位置，象征着症状表现各有不同，但终归与杯子内壁的磨损位置有对应关系。

第十三讲　发病过程

前文曾提到过水龙头漏水和地面积水的例子，下面我们仍然用这个例子来论述发病过程（图34）。

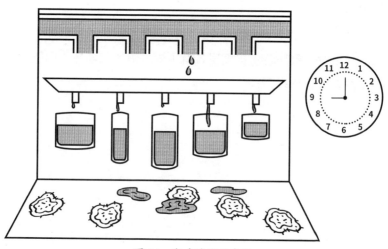

图34　发病过程示意图

这是一个房间，墙壁上的水管代表经络，水管里流动的水代表经络内运行的气血，水管的管壁指代由黏膜线纵横交织形成的经络壁黏膜，水龙头代表经络的紊乱点，水龙头漏水代表人体发生了气血的泄漏。下方的水槽代表病理产物积蓄的空间，再下方有五个不同的水盆，是代表施力方的脏腑；最下方坑坑洼洼的地面代表受力方脏腑，也就是症状发生端；地面的几个坑指代人体弱点，也就是发生症状的具体部位，符合"东肝胆，西肺大肠，南心小肠，北肾膀胱，中脾胃"的脏腑方位规律；从坑里涌出的水代表的是症状。

人体核心发生失衡时，经络壁的黏膜线受到影响进入紊乱状态，导致管壁出现缝隙，而经络中运行的气血发生泄漏，就好比水从水龙头里渗出来。如"气有余便是火"说的就是这种状态。离经之火已经不是可以参与经络内气血输布过程的有益之气，它脱离出经络之后就像流寇一样，形成可以危害人体的内生火邪。

从水管里漏出的水首先会进入水槽，指代病理产物生成后趋向聚集在特定空间；水继续下漏到不同的水盆里，指病理产物集中后对施力方脏腑产生的压力；当某个施力方脏腑开始释放病理压力，如同水盆里的水开始倾泻；受力方脏腑开始承担病理压力，如同水洒到了地面；病理压力容易攻击人体弱点，就好像地面上的水容易积聚在坑中；如果人体出现症状，就好像坑里的水最终满溢出来。

这个过程有三点需要强调。第一，坑里存满水并溢出来才代表人体有症状出现，如果坑里存水但没有存满、没有溢出，那只是代表人体处于亚健康的状态。第二，流到地面的水会首先去灌满地面上的坑，基本不会停留在没有坑的地表。这代表人体内的失衡能量首先会去冲击此人的体质弱点（坑），非体质弱点（平坦地面）不会积蓄或者很少积蓄这种失衡能量。第三，当水管里漏出定量的水流到地面时，如果地上的坑越多，那么水就越不容易灌满某个坑。这说明当人体核心处于失衡状态时，如果产生的失衡压力是等量的，那么有的人会表现出症状，而有的人不会表现出症状。

还要特别强调一点，人体有一种可以自我缓解病症的生理本能。这种本能就好像是把坑里的水以蒸发的形式驱除掉，从而保持地面干燥，蒸发的过程就是症状自愈的过程。其实，症状的发生也是人体自行缓解内在病理压力的一种正常生理反射。

上面这个例子并不是人体发病的全部过程，因为这只是某个时刻的静态漏水状态。自然界有春夏秋冬的更替规律，就像是地面在起伏摆动。在这个过程中，地面上的水更加趋向于流向地势比较低的位置，更容易积蓄在位置比较低的坑中。我们常说的脏腑功能盛衰变化与四季更替有关，就是在探讨地面的起伏规律对水流方向的影响。四季更替变化会影响发病，导致疾病的症状表现不同，这种影响也会和体质的影响产生复合效应。

下面，我们总结一下四季更替影响发病的几种情况。

第一种情况，如果地面比较低的位置有坑，那么水管漏出的水更加容易将坑灌满。说明这个人在某个季节体质弱点容易受到失衡压力冲击，症状也就容易出现。

第二种情况，如果地面比较低的位置没有坑，地面比较高的位置才有坑，那么即使有水从水管漏出，也仅仅是积蓄在地势低洼处，不太会灌进坑中。除非漏出的水过多，才会淹没到地势高位，灌进高处的坑中。说明这个人在某个季节通常没有症状出现，身体不易发病。

第三种情况，地面的坑较多，普遍分布在地面各处，那么无论地面怎么倾斜，都会有坑处于地势低位，从而被水灌进。这说明这个人在一年四季都会出现症状，只是症状表现会有所不同。

所以，影响发病过程的因素非常复杂，不仅需要考虑体质、免疫力的个体差异性，还要考虑季节对发病的影响。

第十四讲　症状

接下来，我们来讲解关于发病过程的各个要素。症状是疾病的最终表现方式，也是患者感到痛苦的原因。关于症状，这里要说一说常见的三个误区。

第一个误区，有的人认为自己家孩子的身体挺好，理由是"平时既不感冒也不发烧"。但是，孩子身体的健康与否，是凭借是否感冒、发烧就能判断的吗？

人体就像是一个水壶，与外界直接贯通的部位就是口鼻和肛门。口、鼻是入口，就像是壶盖、壶口的位置；肛门是出口，就像是壶嘴的位置。因为壶盖与壶口处于分离性接触状态，所以很容易发出碰撞响动。当然，每个水壶的具体情况不一样，如果水壶的壶口和壶盖结合紧密，那就不容易发出碰撞响动。

水壶的内部如同人体内部，壶内积蓄的水、空气就像是人体内的气血津液。当水壶被烧热时，水壶内的水蒸气就会产生膨胀的压力，并施加在水壶的内部。此时作为唯一有活动度的部位，壶口处就容易被冲击发出响声。当然每个水壶的构造不同，如果水壶的壶盖扣得比较紧，压力就可能冲击到水壶内的其他部位，就好像人体其他位置出现症状一样。

所以，之所以上呼吸道和上消化道是人体最容易生病（其实是产生症状）的位置，是因为它们像壶盖、壶口结合处一样，在人体内最容易"发出响动"。每个人体质特点不同，不是所有孩子都会在这两个位置发病。例如有的孩子厌食，有的孩子尿潜血阳性，有的孩子患心肌炎，有的孩子生长缓慢等等。可能他们都不会经常发生感冒，但他们也同样属于身体不健康的情况。

在壶盖不断地发出撞击响声时，直接处理方法就是用手按住壶盖。这样做虽然快捷有效，但是不能离手。如果手离开，壶盖就又开始响了。壶盖是由于壶里的水沸腾才发出响声的，壶底下燃烧的火才是根本原因。所以最根本的解决办法是关掉壶底的火，当壶里的水平复下来之后，壶盖也就停止响动了。这种方法虽然不那么直接，也没有那么快速见效，但是可以达到熄火后不用持续处理的目的。这就是治病求本的思路，也就是治愈疾病后停药也不会复发的层面。

第二个误区是有些人仅仅关注症状。

人体出现了症状，等于人体向外发出了警报，提示身体内部有压力要释放出来。当体内的压力不断冲击体表的时候，仿佛是门口有人在按门铃，门铃的响动就是症状的发作。如果觉得门铃响得烦人，就把门铃电池卸了，等于直接控制住症状，但这是否有些"掩耳盗铃"了呢？因为卸掉了门铃，门口的人还是会用手敲门，用脚踢门，直到他冲进来才罢休。而手敲门、脚踢门时，发出响声的位置就不是门铃了，就好像人体症状发生了转移。可能这个人开始时只是鼻塞，经过治疗之后鼻塞好转，但咽喉却变肿了，眼睛却发胀了。所以当医师发现患者的症状时，不要只关注症状本身，应该想到症状所提示的信息，想到人体内还有一股压力需要平复。

第三个误区是有些人以为人体某个位置出现症状就是局部解剖部位发生了反应。

比如说鼻炎，它会有鼻塞、流涕的临床表现，有些人以为这是鼻子局部出了问题。其实鼻腔孔窍仅仅是人体的一个排污出口。工厂污水口所排出的污水不一定是污水口处产生的，实际上是其他地方产生的，只是由这个污水口排出而已。再比如咽炎，西医的定义相对明确单一，而中医的辨证分析有很多。古来有"咽喉要道"的说法，中医认为咽喉是"人体之要冲，经脉循行交会之处"。咽喉解剖结构的层面很多，不同层面有不同的经络循行通过，所以如果只用一个简单的标志物来界定就会显得很不全面。比如说长安街交通障碍，到底说的是地面的汽车呢，还是地下的地铁呢？这就是因不同视角所引发的问题。看一个疾病的位置，中医观察层次，西医界定部位，两者视角截然不同。中医认为是不同层面、不同经络的问题引起了咽部不适，而西医将其界定为咽部发生了炎症，但是导致咽部产生炎症的人体位置却没有提及。好比说一个店铺被打劫，西医关注的是被打劫店铺的地理位置，中医关注的是劫匪是从哪里来的。

同样，鼻炎、咽炎的定义依据的是西医的解剖视角，把鼻腔黏膜和咽喉部黏膜区分开，但实际上这几处黏膜是一脉相承、互相延续的。就好像北京的长安街，有位于西城区的部分，也有位于东城区的部分。那么，西医的视角是把西城区的部分命名为鼻腔，东城区的部分命名为咽部；而中医的视角是贯通的，不管长安街属于哪个区，只需针对它治疗就行了。所以，中医的整体观念是因其独特视角产生的必然结果。

从人体核心失衡到发病，再到症状的最终显现，人体有两个方面的特性会影响到这个过程，形成个体化差异。

其一，症状表现的易趋性。即导致核心失衡的压力容易攻击哪个脏腑，容易产生什么样的病理产物，容易从哪个点发出症状等等，这是由人体的体质因素决定的。

其二，人体自我调节压力的能力强弱特性。这属于人体免疫力的范畴。所以，下一讲要谈一谈体质和免疫力。

第十五讲　体质

体质是人体在形态结构和功能活动方面所固有的、相对稳定的特性，是由先天遗传和后天获得共同作用而形成的。大家平时经常可以看到"体质"这个词，比如西医常说的"过敏体质"，中医常说的"痰湿体质"等等。其实大家在学习了人体气化过程和人体核心周期性运转规律后就会发现，我们所说的"体质"和字典里对"体质"的定义还是有区别的。这里的"体质"是指人体周期性的持续失衡状态，主要体现在发病的易趋性之上。就像气球被过度充气，最终发生爆炸，这种爆炸不是那种粉碎性的爆炸，而是先从气球的某个点开始发生爆裂，那么这个点相对于其他部位比较薄弱，指代人体的体质弱点，并且体现了病症的易趋特性。

前面提到水龙头漏水和地面积水的例子，其中有三个环节与体质有关（图35）。首先是水槽的倾向性，指代人体在失衡时更容易出现什么样的病理产物，这就是病理产物生成的易趋性，也就是我们平时谈及的"痰湿体质""火热体质"等等；其次是水盆的形状、大小各异，代表施力方脏腑容易发出什么样的攻击；最后是在地面上分布的坑，如果某个位置的坑更多，那么这个位置就比较容易积水，指代人体的某个脏腑更容易蓄积失衡的压力，因而更容易出现症状。

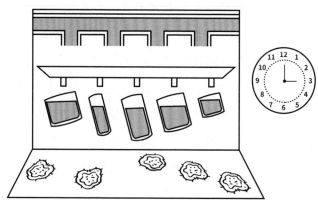

图 35　体质示意图

体质的前两个特征对于人体日常保健有重要的指导作用，可以依据个体的体质差异提供不同的养生保健方案，也就是所谓的"未病先防"。体质的第三个特征是疾病症状出现的基础。

俗话说"人无完人"，每个人五脏六腑的黏膜状态并不完全一致，弹性一定会有强有弱。当整体磁场失衡的时候，人体某个位置会首先表现出症状，因为这个位置最早承担不住失衡的压力。

人体的体质因素可以分成四种类型，我们仍然以水坑为例进行说明。

第一类人，属于地面坑数少、深度小的情况。这种人经常闹小毛病，但是不得大病。因为这个人的体质特点决定了他的症状很容易显现出来，因此身体不会积蓄太多的失衡压力。例如某人平时胃不好，身体消瘦，饭量有限，病位相对局限，在压力稍大时他的胃就开始疼痛，相当于浅坑的水已经盛满。这种人时常表现出虚弱状态，但是由于他的身体承受不了多余的压力，这反而使他积蓄的负面压力是最少的。因为稍有风吹草动他自己就有症状出现，因而他会注重自我保护，自我调整。

第二类人，属于地面坑数少、深度大的情况。这种人平时自觉身体比较好，一般不会出现症状。但是，当他的身体开始出现病理变化时，这个过程往往会很隐蔽，因此在早期不能够及时注意到。因为水坑的容量较大，所以水就会越积越多。这种人如果长时间不注重养生保健，当暗耗到一定程度时，他就会突发某种特别重大的疾病，比如急性心肌梗死、脑出血等等。这是因为没有其他的坑来分担漏出的水，即没有其他脏腑帮他分担失衡压力，因此在这些压力释放的一刻症状会十分严重，就好像老话所说"不是不报，时候未到"。一个人如果不顺应自然界的规律去生活，即使在很长时间里都没有症状发作，发病的时候也可能会出现致命性的伤害。

第三类人，属于地面坑数多、深度小的情况。这种人通常有很多较轻的症状，而且会此起彼伏地发作。因为每个坑都盛不下太多的水，但是数量较多，无法具体到哪个坑溢水较多。临床上这种人说不清具体哪个位置难受，可能今天头疼，明天眼胀，后天肩膀酸，病情不是很确定，免疫力会比较低。因为失衡压力被不同的脏腑分担，所以人体失衡的总能量不会过多。

第四类人，属于地面坑数多、深度大的情况。这种人平时很少表现出症状，而且精力旺盛，但是他的体内积蓄了更多的失衡能量。多个坑里积蓄了大量的水，一旦溢出就会很严重。所以这种体质的人如果不注重养生，在突然出现问题时会有多个脏腑同时发病。尤其是在气血衰弱、免疫力下降的时候，他会突然变得衰老、虚弱很多。

需要注意的是，这里做的体质解读，主要为了说明体质因素在发病链中所扮演的角色。从古至今关于体质的医学观点众多，但并不是气化视角的关键部分，所以这里不做展开讨论。

第十六讲　免疫力

一、免疫力的隐性存在

回到刚才水龙头和地面的例子上，水盆的容量以及坑的深度指代人体免疫力，也就是施力方和受力方对于身体产生的失衡压力的包容度（图36）。

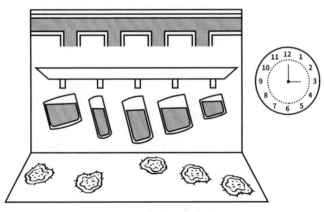

图 36　免疫力示意图

虽然平时人体不能感知免疫力的存在，但是在发病的时候免疫力的重要性就体现出来了。所谓亚健康状态，其实就是人体核心已经产生了失衡压力，但是由于免疫力的缓解作用，所以人体并没有症状出现。其实，此时人体的调整能力正在下降，这是由于免疫力在调节体内压力的时候被消耗掉了。我们可以把这个过程比作"吹气球"，核心失衡产生的压力就像吹到气球里的空气，气球就像是人体，气球的弹性就是人体的免疫力，也就是人体的调整能力。当有空气进入气球的时候，象征人体的气球开始鼓起、绷紧，在这个过程中，象征免疫力的气球弹性就会逐渐减弱，当达到极限时弹性完全丧失，也就是人体某个部位的免疫力被消耗到无法抵消体内失衡压力时，气球就发生爆炸了。

从具体的气化链来看，当人体的核心失衡后，产生的积蓄压力无论进入到哪个脏腑，形成了什么样的病理产物，被施力方脏腑携带去攻击到受力方脏腑产生症状时，本质上都是由失衡压力造成的。但是在人体核心失衡的时候，症状并不马上表现出来。

在水龙头漏水时，我们可以用墩地的方式来消除地面积水，但这并不是发病的完整描述，中间还少了免疫力这个关键环节。免疫力就像水龙头下方水盆的容量，是一个缓冲机制。水从水龙头流出会先流到水盆里，直到水盆被灌满之后，才开始向下漏到地面上形成水渍。如果漏出的水不是很多，就仅仅消耗掉水盆空间，并没有洒到地面上，等于是说人体免疫力被消耗，但是没有症状发生，此时人体处于亚健康状态。中医讲的"治未病"，其实就是治疗"症状未发生"时的这种亚健康状态。

所以，人体核心失衡产生的压力不一定都会导致症状产生，因为免疫力的存在，人体产生的失衡压力有一部分会被免疫力抵消。免疫力的这种能力一般被认为是基于人体黏膜的弹性，就是俗话常说的"筋长一寸，岁长一年"。

免疫力是核心失衡与最终症状之间的缓冲器。无论是在发病过程中，还是在治疗过程中，免疫力都扮演着重要的角色。

二、免疫力的弹性

免疫力一般被认为体现在黏膜的弹性上，下面讲讲这个黏膜弹性是如何产生的。从图中（图37）我们可以看到这两层黏膜的结构，黏膜体现出的弹性就是免疫力。构成一个平面至少需要两条交叉的直线，所以黏膜的弹性等同于构成黏膜的纵横交织线的弹性。

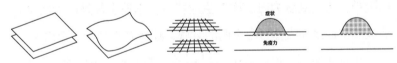

图37 黏膜弹性产生示意图

在人体核心平衡的时候，黏膜像是两层平行的纸。当人体核心的运转节律和大自然的运转节律失去协调，人体核心开始失衡时，本来很平整的黏膜会出现凹凸不平的皱褶，此时可以观察它的冠状面，翘起来的部分就是症状表现。

即使是症状发生的时候，免疫力也是在发挥作用的。这就如同在深海上看到一个小岛，海面上呈现的只是冰山一角，海平面以下可能有更多未展现的部分。如果小岛出现在湖面上，因为湖水较浅，所以多数情况下这个小岛的实际体积比海岛要小很多。以此类推，症状就像小岛浮出水面的部分，免疫力就像是水面，而人体的失衡压力是小岛的总体积，等于免疫力强度和症状程度之和。所以，以症状论病情是不正确的，因为症状只是人体外在表现，还有要考虑人体的免疫力剩下多少，才能测算出导致身体失衡的能量有多少。

有些人为鼻炎的迁延难愈感到不解，那是因为他们只看到了小岛露出水面的部分，误认为这是疾病的全部失衡压力。其实，鼻窍是大肠经的末梢，大肠又是活动度很大的脏腑。导致鼻炎的整体失衡压力很大，所以不容易治愈。

免疫力究竟存在于哪里呢？

人体的黏膜并不是一张没有弹力的纸，其实更像是一块弹力布，由一条条纵横的弹力丝线交织而成。当丝线刚开始扭转的时候，这块弹力布不会立刻翘起，因为丝线会先消耗它本身的弹性，只有当它的弹性丧失了以后，这个布才开始变得扭曲，出现褶皱。免疫力强弱体现在黏膜弹性上，类似肢体的肌肉筋膜，内脏的韧带、筋膜、系膜等等，这些组织的弹性大小决定了人体免疫力的强弱。它们的弹性越大，对人体内失衡压力的缓冲效果越好。

免疫力在人体气化链的整个过程中处处存在。气化链起始于人体核心真元，以阴阳的原始状态指导人体气血和营阴、卫气的化生，最后收归于肾气。人体核心处于失衡的状态时，会导致整个气化链处于失衡状态。

在这个失衡过程中，一共有几个节点存在免疫力的缓冲作用呢？

回顾疾病发生的全过程。在阴阳指导整体气血输布的时候，出现了局部气血的异常盛衰，之后产生了施力方和受力方；同时阴阳指导气血在经脉和三焦中循行时又产生了病理产物，并汇聚到病理产物的集中站，为施力方提供了进攻武器，然后冲击到受力方；最后受力方承受不住，产生症状。那么在这个过程中，免疫力的缓冲作用体现在哪里了呢？首先就是施力方，如果施力方的免疫力能抵消住人体气血的失衡压力，就不会再有多余的压力去攻击其他部位；其次是受力方，受力方受压之后是否发出症状，同样要考虑免疫力的缓冲作用；再次是病理产物产生的过程，也就是说病理产物产生后需要逐渐汇聚到聚集空间中，那么此时，聚集空间里其实同样存在着免疫力的缓冲，不断缓解该病理产物外泄的压力。以上我们可以看到，无论是施力方脏腑还是受力方脏腑，以及病理产物的积蓄空间，它们其实都是筋膜、韧带等组织包裹起来的空间，这个空间积蓄压力的能力是受包裹此空间的筋膜、韧带的黏膜弹性所决定的，这就是人体的免疫力。

但是，个人的发病特点也会受免疫力和体质的复合因素的影响。比如，某人的整体免疫力较强，他的整体黏膜弹性能拉到 20cm 的长度，另外一个人只能拉到 10cm。但是结合了体质弱点特性之后，这个整体弹性强的人虽然总共能拉到 20cm，但不是每个脏腑都强，比如他最弱的脏腑——肺脏黏膜只能拉长到 3cm。那个总共能拉到 10cm 的人的肺脏是体质的强点，可以拉长到 5cm。所以实际上，后者出现肺系病症的概率反而比前者要低。发病要考虑综合因素的干扰，临床上很难做到绝对精准的治疗。所以如果医师过于关注体质对症状的影响就会很劳心，相当于在高速公路上去搜索某辆车，难免事倍功半。但如果医师是在高速公路的出入口去寻找车辆，把关注点放在症状及引起症状的原因，那就变得很容易了。

三、免疫力失衡与免疫力低下

其实，所谓免疫力低下和免疫力过激（过敏）是西医对免疫力的认识，它属于定性的认识。而中医将免疫力理解为人体抵消身体内失衡压力的能力，是一个双向变化区间。免疫力是黏膜线的弹性，这个弹性可以是人体调控体温的能力，比如在低温环境下保持体温不降低，高温环境下又能维持体温不升高。中医所说的免疫力降低，其实说的是这种适应能力在减弱，因此不存在免疫力是"低下"还是"过激"这种方向性的区别。不论是哪种方向变化，只要是可变化的幅度在缩小，就是中医认为的免疫力减弱。

是什么原因导致黏膜线的弹性减弱呢？是过度扭转消耗了黏膜线的弹性。如果把人体的黏膜线比作一根橡皮筋的话，橡皮筋过度拉伸时就会绷紧丧失弹性，变成了一条几乎没有弹性的线绳，好像人体的免疫力消耗殆尽了。

健身锻炼能够起到调整黏膜弹性的作用，就如同使不在平衡位的橡皮筋不至于被打成结。它属于养生保健的范畴，但是不能代替治疗。治疗像是在扭转橡皮筋，使其旋转回平衡位。只有橡皮筋转回平衡位，才能使黏膜线在不拉伸的情况下也不打结，人体保持正常状态。

免疫力的概念经常被大家误解，这里主要有两个误区。

第一个误区是误以为免疫力等同于抵抗力。很多西医所说的"免疫力"其实就是指"抵抗力"，也就是人体抵抗外邪侵袭的能力，但中医的理解是不同的。很多人觉得体型大的人比体型小的人免疫力要强，实际上，有的孩子体型很大，饭量很大，但仍然经常生病，这是为什么呢？

这是人体黏膜的示意图（图38），可以看到黏膜上纵横交织的经络线，像棋盘的样子。我们选取其中一个点，把它横向放大，仿佛是一个跷跷板，这是横向的线与纵向的线交织而成的样子。我们把它放平，从侧面来看，纵向的线对于横向的线来说就相当于一个平衡支点，每条横向线扭转时都有一个平衡点，不同的状态表示免疫力平衡或免疫力失衡。例如过敏在医学上叫作免疫力过激，指

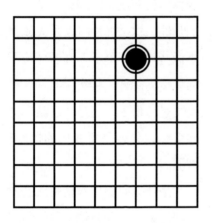

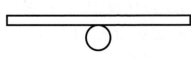

图38　黏膜的纵横线

免疫力功能亢进，和免疫力低下相对应。当人体处于失衡状态的时候，这个由黏膜线构成的跷跷板就会出现倾斜，升高的一端指代免疫力过激，也就是过敏；降低的一端指代免疫力低下，两者是同时存在的。以儿童感冒为例，很多孩子会发生过敏性咳嗽，通常是和呼吸道感染并发，因为患儿同时出现过敏和免疫力低下的情况；又如过敏性咳嗽反复发作的孩子，免疫力可能在肺部过激而在胃部低下，因此在咳嗽的同时会伴随着食欲减退或便秘症状。但是家长在描述的时候，可能会遗漏消化系统症状，他只注意到了主要症状，把次要症状给忽略了。不过，医师的整体思维一定要促使医师找到孩子有功能低下的临床表现，而不是笼统概括为过敏。过敏体质一般会长期存在，过敏持续状态很难被完全纠正，这就是说黏膜线构成的跷跷板进入失衡状态后很难得到纠正。

这种不平衡的状态是如何出现的呢？比如要在跷跷板上放置一个砝码，可以将这个砝码理解为黏膜承受的外界压力，或是身体内部产生的症状冲击力。当人体处于平衡状态时，这个砝码压上来后如果不是特别沉重的话，往往不会打破跷跷板的平衡状态，因为板子本身的重量足以抵抗砝码的重量，即使发生倾斜也是很轻微的。当人体处于失衡状态时，事情就会变得很麻烦，因为支点已经错位，跷跷板开始出现倾斜，失衡的压力也存在，这个时候再加上砝码等于雪上加霜，跷跷板倾斜严重，身体症状就特别明显，压力就开始对黏膜产生了损害。这会导致人体产生症状，压力就已经开始发挥作用。

如果想要恢复平衡，要是单纯地将板子增厚（图 39），等于要去补充营养、增强免疫力，这样做有用吗？作用很小。这是因为当支点处于失衡位的时候，人体承受外界压力的能力是有限的。无论多么厚重的板子，它的倾斜度都会越来越大，宏观视角的黏膜上会出现缝隙。外界的风邪、寒邪、热邪会不断地侵袭这个位置。回想刚才那个棋盘状的黏膜，最终会成为一个失衡的点，成为人体的弱点。

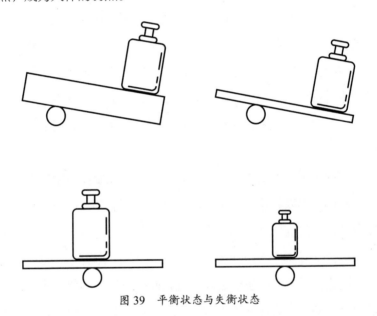

图 39　平衡状态与失衡状态

到这里，关于免疫力的几个概念就都清楚了。跷跷板的高度指代人体免疫力，过高过低代表免疫力过激或不足，说明每个人免疫力具有强弱差异性，而保持平衡是最好的状态；砝码重力就是免疫力承受的外界压力，可以来自于体外，也可以来自于体内，日常所说的抵抗力主要抵抗的是砝码施加的压力，也就是病理状态下的失衡压力；板子的厚度大小就是抵抗力的强弱，一般情况下薄板的抵抗力比厚板的要弱。

西医所说的"免疫力低下"，其实指的就是抵抗力的层面，认为薄板更容易被外界压力所影响。而中医认为，免疫力的最好状态是处于平衡状态。无论跷跷板是厚是薄，这个板子能承受的砝码重量都主要取决于它是否处于平衡位点。如果是平衡位点，那么无论是薄板还是厚板，都可承受较大的压力。如果不处于平衡点位，那么翘起来的一端属于免疫力过激（过敏）的表现，沉下去的一端属于免疫力低下的表现。只要板子的支点失衡，就都承载不住砝码，与砝码重量、板子厚度关系不大。所以探究免疫力失衡的意义比考虑免疫力强弱的意义要大得多。

第二个误区就是很多人不理解免疫力失衡的最佳处理方法。

再次强调，在跷跷板的支点失衡时，免疫力低下与免疫力过激同时存在，并非只有一种状态在人体内独立存在。就像过敏性哮喘的患儿，本身属于免疫力过激，但可以与反复呼吸道感染、厌食等免疫力下降的情况共同存在。

这个时候，很多人希望去调整平衡，那么如何操作呢？首先，可以选择人为地用手去扶正跷跷板，但是在手离开时跷跷板就会恢复失衡状态。在临床上，很多疾病在维持用药时确有疗效，但停药后症状又起，这种情况在服用抗过敏药或提高免疫力的药物时尤为常见。如果去移动跷跷板的支点，使其位于平衡点位，这样即使松手，跷跷板也不会再歪斜。临床上就是调整每一条黏膜线的平衡状态，使患者生理节律恢复正常，与外界保持同步。当患者的症状消失后，也不需要长期用药维持治疗。所以，痊愈的标准是停药后还能保证患者不再出现症状，这才算把病治好，长期维持用药只能叫控制症状。医师针对"支点"去重点治疗，使人体长时期处于平衡状态，这就是治疗反复发作性及慢性迁延性疾病的最好方法。

第十七讲　病理状态

一、病理状态的产生

人体如同是一块弹力布，由具有弹力的黏膜线纵横交织而成（图40）。黏膜线就像有弹力的皮筋一样，它的两端发生扭转，引起中间着力点的变化。这个着力点就是症状的发生点，所以症状的发生点并不是身体失衡的真正始发点，而是表现点，始发点应该在黏膜线皮筋的两端。人体黏膜线两端的扭转，造成了中间部位的各种失衡，引发了各种的症状。所以中医认为人是"一脉相承"的整体，病理发生点出现症状，其实是这个点的两侧关联

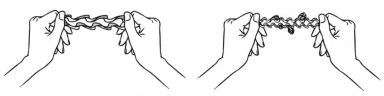

图40　病理状态示意图

点状态不对应所造成的。实质性的病态往往就像皮筋拧出的疙瘩，而在皮筋刚开始被拧动时，还没有形成疙瘩，此时就是疾病的蓄积期，也就是亚健康阶段。

西医所认为的病位，是病理内容物不断积聚，构成一个病态的空间。而中医概念的病位，是先有病理空间的外周黏膜的异常改变，然后才逐渐有内容物的填充。

这个空间是怎么产生的呢？

仍然以两张纸来描述，这两张纸就像人体的黏膜。当人体平衡时，这两张纸面积相当，边缘完全重合；而当身体失衡时，两张纸的边缘发生错位，就形成了一个空间，这就是所谓的先有空间。然后这个空间所填充的内容物在季节、时间、体质等因素影响下发生综合变化。比如扁桃体肿大，西医是认为因炎症刺激，扁桃体逐渐肿胀，撑大了扁桃体表层黏膜；而中医气化时间学说认为是先有扁桃体表层黏膜的松弛变大，才给了扁桃体增大的空间，最终内部发生填充而变大。

在治疗方面，西医主张切除鼓起的黏膜，或者用注射器刺入后吸干里边的内容物。而中医则主张去除表层黏膜之间多余的空间，当空间消失之后，中间多余的病理产物也就会逐渐消失，身体状态就会得到改善。

有些人的特定症状会在每年的特定季节发作，比如每年秋天发作鼻炎等等。这是怎么回事呢？回想前文水龙头的例子，出现病理状态，需要三个因素共同作用，分别是水管漏水到地面、坑的位置处于地势低洼处、坑相对不够深容易被液体灌满，此时才会出现症状。

每年的秋天，肺脏就会处于地势低洼处，同时该患者的坑位于肺脏以及鼻腔处。所以当身体持续处于核心失衡的状态时，症状就会定期出现，但是不是每个季节都会这样。当季节转换时，坑所在的地面转到地势高位点，那么此时那个坑就不容易被水灌满，鼻炎的症状就不会出现了。但是这仅仅是不表现而已，并不代表身体不存在失衡压力，这仅仅是暂时性关闭了门铃这个警报器而已，未来还有可能发作。

二、渗出性病理状态

比如说湿疹、疖子以及"针眼"的溃破，类似这样的症状表现，可以归于渗出性的病理状态。人体核心存在一个磁场，这个磁场不断地运行。磁铁代表人体核心，铁砂子代表气血，两者放在一个框架空间内，框架边缘就像是人体的表面（图41）。无论是内脏覆盖的黏膜，还是身体整个体表的外周皮肤，都是这道表面边界。当磁铁摆在空间的正中的时候，铁砂子依从磁铁的磁力线均匀地分布在该空间内。

当失衡变化发生时，人体核心磁场在脏腑或者外周皮肤等边界黏膜处就出现磁场的叠加，其指导的气血就会在边界皮肤黏膜处进行蓄积，产生的压力不断地冲击着边界皮肤黏膜。直到有一刻把边界皮肤黏膜的免疫力

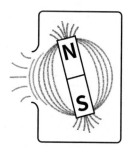

图41 渗出病理示意图

弹性完全消耗掉，黏膜失去缓冲作用，再也无法去抵消气血蓄积带来的压力，于是皮肤黏膜发生破损，将气血的压力释放出来，也就形成了渗出性疾病。郁积的铁砂子释放出来的过程就是渗出性症状的发生过程。但是请注意，为什么渗出症状总是持续出现或者迁延难愈呢？这是因为人体核心是周期性进行运转，当它无法纠正失衡的时候，会持续多个周期，也就会造成渗出性症状的持续出现。

值得注意的是，"渗出"这种机制就像把垃圾扫出房间外一样，是要把身体内产生的病理产物排出身体以外，才能将留存病理产物的地方得以清洁。所以人体体表渗出性症状其实是人体正常的生理反射。我们在处理表面的渗出之外，还应该尽快地去恢复身体核心的平衡。

三、声响性病理状态

以咳嗽举例。声响性症状就像锣的表现相似，我们看一下这个示意图（图42）。

肺如同这个锣一样，敲它的时候就会响，咳嗽的症状也随之出现。当锣发出响动的时候，我们可以想出很多种方法去止住锣的响动，并且去关注锣的损伤。因为锣发生响动，必然提示导致锣发出响动的部位受到损伤了。

但是，由于有"槌"的敲击才会出

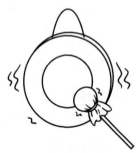

图42　咳嗽声响性症状

现锣响，所以还要去关注敲锣的这个"槌"，因为槌才是导致声响发生的根本因素。锣发出症状的"声响"，是因为它是受力方，而槌是施力方。当槌偏斜的时候，才敲击到锣。相当于锣受到槌的敲击压力后，发生了"震动"的病理变化过程，而锣震动处的损伤面就是病位，该病理的修复过程就是声响症状发生的过程。身体内的锣震动的病理变化点，通过发出声音，即向表面发出症状，把积蓄其上的病理压力，以症状形式排出去，这属于一种自我修复的过程。所以，临床上虽然"声响"比较使人担心，但是发声的过程也是将体内失衡压力释放的一种正常生理反射，这是有益于身体的。所以急性期我们虽然需要压制症状，但是缓解期一定要去研究敲锣的槌。

四、增生性病理状态

我们在这里举一个例子（图43）。把人体比作一个杯子，这个杯子边缘就是人体的身体实质，杯子的表面是光滑平整的，就

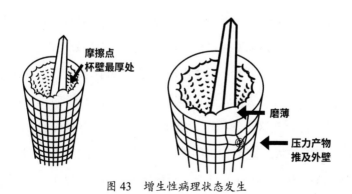

图43 增生性病理状态发生

像人体光滑的体表皮肤，也是症状发生的地方。杯子的内缘厚度参差不齐，就像皮肤之内的肌肉、组织、器官等，每个人体质各异，体内气血紊乱时可发生病理变化，进而产生病理产物。这个杯子正中垂直插一根自转的筷子，它就是人体的核心轴。杯子边缘的厚薄就是人体的体质，每个人的杯子内缘的一整圈厚薄都不会完全一样，这就是体质的差异性。当人体的核心正常运转的时候，筷子代表的核心轴垂直于身体的实质部分，两者有稳定的距离，相安无事。当这个杯子里的筷子不垂直自转的时候，就会倾斜摇摆的转动，此时筷子就会打到杯子的内缘，而杯子内缘最厚的地方一定是最先被筷子敲打到的地方，被敲打到的地方就会产生磨损。人体的运转和这个模型一样，当非正常状态的时候，核心的轴就偏了，偏斜的磁场轴就会不断带动其指挥下的气血去涌入到实质部分，攻击实质部分的外壁。那么在涌入攻击的时候，人体并不是被摩擦到全部实质部分。有句话叫"人无完人"，每个人的身体都不是完全平均的状态，必然有的部位免疫力要强一些，有的部位要弱一些。致病因素首先找我们身体的最弱点，也就是图示里这个内部较厚的部位，这就是体质弱点，必然也是最开始与偏斜的核心轴发生摩擦的部位。此处不断发生的摩擦，会把压力逐渐郁积在此处，这种郁积就会把身体实质部分往出推，推到后来，压力无法在原有身体实质内部再消化的时候，身体的实质部分就会把这个郁积压力推出表面边界，就像你打扫屋子，最后打扫的垃圾一定要扫出门外，最后压力以增生的方式释放出体表，从而出现增生性的息肉、腺样体增生等。

所以说增生性疾病就是这样被周而复始的、紊乱的核心生物钟节律所带动出来的。

以腺样体增生举例，腺样体增生究竟能不能通过口服中药根治呢？应当说是可以的。因为腺样体本身就是个腺体，它的肿大其实只是它的一个增生状。只不过它是身体的一个比较明显的体质弱点，核心失衡的压力容易积蓄于此而发生增生。

所以我们要"以不变应万变"，无论人的体质有什么不同，人体发病的易趋性有什么差别，我们都不用过度关注。我们换一个视角，看到底是什么东西导致不同的体质弱点暴露出来了。我们身体核心的失衡是根源，我们要抓住根源去治疗，不同患者考虑千差万别的个体体质特点，用一种"大道至简"的思维去治病。

五、内分泌失调

人体黏膜类似于一个双层纸的结构，气、水充盈在其中，就像一条含有水的毛巾，这条毛巾也是由纵横交错的黏膜线编织而成。正常情况下，这条毛巾含水而不漏，水只在毛巾规律地拧转时，随着毛巾拧转所产生的松紧变化，少量地漏出或者被吸进。这个水就像是人体的内分泌激素，正常情况下随着人体的生物钟规律不断适量增减。但是当构成毛巾的黏膜线旋转失衡的时候，毛巾整体就会出现扭转过度或不足，造成毛巾中的水拧出得过多或者吸入得过多，如同是人体内分泌激素水平的紊乱。

六、精神、心理问题

精神、心理疾病和身体场失衡有什么关系呢？

中医一直在讲身心合一，身体和情志密不可分，而精神、心理其实都属于中医的情志范畴，情志属于神的范畴。身体和情志的交汇点就在身体核心的真元气化过程中，而真元的场与大自然的场相呼应，核心的场就像老式收音机的调频装置，这个装置是由金属电丝旋转而成的，用手转动调频钮，就可以转到某个具体的电台去收听特定的广播。现在调频装置紊乱了，转到原本的电台位置只能听到杂音。人体情志接收到的电波信号就像收音机收到的电波一样，虽然不可见，但是场失衡导致情志接收错位，就出现了情志障碍和精神、心理失常的非健康状态。

第十八讲　治疗

为什么疾病经常会迁延难愈或反复发作呢？这就是治标与治本的区别。

例如咳嗽，我们可以用这样一棵树来描述它（图44）。在人体正常的时候，这棵树是直立的；当人体失衡的时候，这棵树就歪斜了，好像身体内所有的黏膜都不在原来的位置时，人就会开始产生症状。我们经常对症治疗，去把失衡点直接恢复平衡。寒咳就去散寒止咳，热咳就去清肺止咳。这样控制了症状，但是没有完全调整好身体的平衡。

这也是治标和治本的差别。治标就是关注症状到底如何有效缓解，也就是怎么将偏离的树梢最有效快速地恢复到原位，并且可以持续用药使其固定不动。但是，现在整个树干是歪的，你把树梢给它推回到原来那个位置去，还要需要依靠树枝的弹性，而我们曾经讲过，弹性基本等同于人体的免疫力。现在凭借人体的免疫力，还有控制症状的药物把症状消除了，但这样并没有真正缓解身体内积蓄的压力，只是通过药物去将压力更多地分配给免疫力，症状会通过消耗免疫力的弹性进行回位，所以症状就消失了。但是人体免疫力弹性有限，在它自然舒缓的时候，还是会把人体再推回到发病点来。

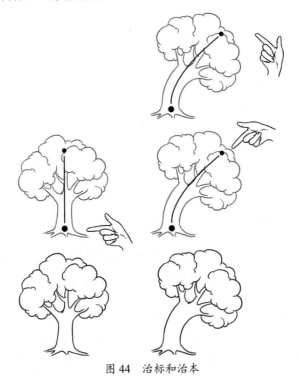

图44　治标和治本

治本，是由表象推断内在，即树梢出现偏移后，顺着人体自身局部与整体对应的关系，由偏移树梢寻找到其所属的那根树枝，之后将树枝放正，树梢自然就恢复原位了。

其实，对于疾病真正"治本"的思路，是看到树梢偏离原位后，既不局限于树梢，也不去寻找树枝，而是通过树梢偏离原位的表象，直接判断是树干偏斜了。那么不论这个树梢隶属哪个树枝，也不论还有哪个树枝、树梢也偏斜了，反正我知道是树干偏斜了，那么就去直接扶树干就行了。

众所周知，树干最粗，附着其上的树枝较细，而终末端的树梢是最细的。当树干由于外力作用出现偏斜，那么树枝和树梢一定也顺着树干偏离原始的位置。树梢是外表症状反应点，因此偏移后会发生症状。

那么有人会有疑问：当微风吹过树梢使其偏离原位时，树枝、树干比较粗，可能没有被微风吹离原位，这种情况是树干偏斜造成的吗？此时还需要扶树枝、树干吗？

这时当然就不需要了，因为人体根本没有发病。因为树枝、树梢是柔软的、有弹性的，很符合人体黏膜线的特点。而身体核心就像树干一样，是无弹性的。虽然这个轴不断在转动，但是不能弹性变化。通过上边讲我们可以得知：症状出现（即现代医学认为的发病）需要两个条件，一是身体核心出现失衡，二是绑在核心上的黏膜线弹性完全丧失。所以微风吹过树梢使其偏离位置，而树干没有偏离位置的话，就不是病理性的症状。就像当气温降低时，我们会感到寒冷，但是不一定会生病，道理是相通的。

要是把树枝和树梢的弹性比作黏膜线的弹性和人体的免疫力，那么当树干偏斜的时候，如果仅仅是用外力把树梢强行拉回到原位，而树干还在偏斜状态，那么是不是树枝和树梢的弹性就丧失了？免疫力是不是就消耗掉了？所以对于西医的治疗，我一直有些担忧。虽然谁也比不过西医控制症状的本事，但是我总担心以消耗免疫力为代价而治疗，久而久之身体反而更不好。

既然我们可以拉树梢恢复到原位，那么是不是也可以通过树梢把树干拉正？这个可能有点难度。树干最粗，树梢最细，如果想通过树梢施强力去纠正树干倾斜，那么可能是树梢先断，而不是纠正树干恢复到正位。

我们应该治病求本，这个"本"就是人体的核心磁场。将人体核心磁场的状态调整正常，症自然能够得到缓解，同时人体免疫力不会丧失，这是治疗迁延性疾病或者反复发作性疾病时，在停药后疗效还能维持的关键因素。

关于之前提到的声响性症状，现在仍然以锣为例，来探讨相关的治疗方法（图45）。

比如，我们可以锣上搁个垫子，使锣槌敲到垫子上就不发出声响了，就像治疗咳嗽的"润肺"治则。

我们可以把这个锣稍微地往后推一推，使锣槌敲击不到锣，就发不出声响了，就像治疗咳嗽的"宣肺"治则。

可以用手按住锣，使其不产生震动，从而发不出声响，就像治疗咳嗽的"敛肺"治则。

有的还要在锣发出声响后，关注锣的损伤，觉得这个锣被敲击以后受磨损了，需要修复锣，就像治疗咳嗽的"敛肺"治则。

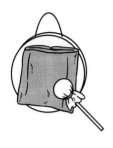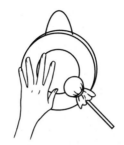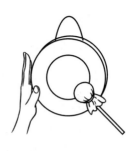

图 45　润肺、宣肺、敛肺对比

诸如此类，我们在治病的过程中，是否真正治疗了疾病，解决了响动发出的根本原因呢？这里要了解一下反复发作性疾病和慢性迁延性疾病两个概念。

我们广阅古籍后，会觉得临床没有不能治的病，因为古籍中的药方众多，什么病用什么方子，临证开方应该不是什么难事吧？

可是当我们真正到了临床，开始独自面对饱受病患困扰的患者时，却又发现从古籍里学来的处方首诊时可能效果不错，但是复诊时效果就逐渐变差，再往后几乎就疗效消失，病情没有进一步的改善。这时我们可能就会质疑古籍论述不真，或者觉得临床"没有可以治疗的疾病"。这就是从一个极端进入到了另一个极端。最初几次就诊时能取得一些效果，是因为我们思维是以围绕患者的主诉症状为重点去开处方的，但是一旦患者的病情出现反复并迁延不愈，这就不是专门针对症状去施治能解决的问题了。

当我们碰到一个反复发作性疾病或者慢性迁延性疾病的患

者，不能像急性期的时候去关注症状本身。它属于慢性病，反复性和迁延性成为我们关注的重点，这两种性质本身就是人体核心的周期性失衡，也就是人体生物钟节律的失衡造成的，不要把眼界还聚焦在症状本身。

比如临床上说反复咳嗽或者慢性迁延性的扁桃体肿大、腺样体增生，从症状表现上说，它们不是同一个病。从疾病的性质上来说，三者均属于慢性疾病。从这个视角上来看，它们的病因其实是一样的，均是由于人体的生物钟节律出现紊乱，节律的每一个循环时间周期都在紊乱，所以这个症状才会出现持久不愈、反复发作的情况。因为人体核心是依照周期性循环在运转的。

我们以咳嗽举例，比如反复性咳嗽，咳嗽是具体的症状，可类比于槌敲锣造成"锣响"。所以治疗咳嗽刚才讲了有很多种方法，无论哪种治法，都是在关注"锣"，毕竟咳嗽这件事，就是"肺"这个锣发出的，所以治疗咳嗽从肺入手没问题。但是，这是治疗急性期的思路及视角，如果治疗反复咳嗽的慢性期情况，我们该怎么治？怎么预防它反复发作呢？怎么缩短其慢性迁延期呢？中医讲"急则治其标，缓则治其本"，急性期的"标"就是症状发生点，即压力承受方；缓解期的"本"就是压力施力方。但是这个施力方，就像我们讲述气化的过程时论述的那样，还有深浅不同层次的"本"。医师水平有多高，要看到底能认识到多深层次的"本"，而并不是一句"治病求本""治病根"能够一概而论的。

如果在急性期使用以上常规方法治疗，会把"肺"的失衡压力缓解，但是这些方法同时也会把肺中积蓄的失衡压力转移到身体其他部位。咳嗽症状消失了，胃痛症状却又出现了。因为五脏六腑黏膜之间相互联系，仅仅控制症状，不解决身体的根本失衡，就会导致压力在各脏腑之间移动，出现症状转移。还有一种情况，就是我们在应用上述方法的同时，以消耗身体的弹性为代价，这就变成了消耗免疫力。

我们用多种方法去治疗咳嗽，那些方法适用于急性期。如果把症状当成病，看上去"病治好了"，症状消失或者缓解了，但是身体还是处于亚健康状态，症状就有可能再次反复发作。形成咳嗽的慢性期。

如果把前文所说的方法应用到咳嗽慢性期的治疗，是什么样的呢？

第一种治疗方法是在锣上搁个垫子，锣槌敲到垫子上就不发出声响了。但是敲击这个行为还在持续，中间的垫子不能撤，药不能停，否则症状就会再次出现，形成反复发作的局面。就像养肺、润肺，我们把肺的功能不断加强，不断地修复它，感觉也不错，但是药不能停，停了没几天，咳嗽再次发生。这是因为没有纠正槌的作用，当不用药的时候，槌接着在敲击锣，还是接着发生响动。

第二种治疗方法是宣肺，把锣稍微推一推，让它远离这个槌，敲不着它。这个情况至少让肺不会再受磨损，但是身体的节律还是有问题，即使这个槌敲不着锣，也会带动身体的其他部位接着产生症状。咳嗽可能停止了，但是时常有清嗓的情况，或感觉胃里不舒服。身体这种失衡压力会自动从下一个身体的薄弱点进行释放。

第三种治疗方法是止咳，用手去按住这个锣。锣是不会响了，槌即使再敲它也不会响，临床很多的急性期的治疗方法是这么去做的，应用止咳药或强力镇咳药将咳嗽压制住，但是压力没有解除，敲击还是存在。虽然在临床上不怎么咳了，但是时间久了可能会有肺的炎症出现或者间质性的改变。这是一个暗耗身体免疫力的过程，只是没有显现出来。

综上所述，如果在慢性期，我们真正应该关注的是"槌"。

最常见的槌，是《黄帝内经》说的"五脏六腑皆令人咳，非独肺也"，我们要找属于"槌"的脏腑。但这里我说的"槌"，是指人体的核心磁场，是气化的本源，这部分在之前的气化过程中已经讲过了。

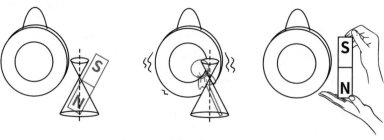

图 46 人体核心轴失衡示意图

这个图示（图 46）里的槌表示人体核心轴在失衡时的旋转。槌并非是垂直旋转的，由于其偏着运转，才能敲击到锣。如果我们把它扶正了，就是使其恢复与大自然同步运转，这个时候它垂直旋转，与肺保持稳定的距离，相安无事，再也不会去冲击肺产生咳嗽，同时也不会再有反复发作或者慢性迁延的情况。

人体的核心轴在每年随着时间推移在不断地发生着变化。所以人体核心轴不是一年四季在不同的场状态下都会发生倾斜。不同时间段，核心轴的受力点不一样。人可能只有一个受力点失衡了，过了这个时间段，这个失衡的受力点不再是核心轴的决定性受力点，自然就转正了。这个期间，你的治疗可能只是保护这段时间，倾斜的轴（槌）别击打到锣。度过了这段时间后，轴正了，停止治疗也就不会再有槌打锣的情况。这就解释了为什么有的人只在特定时间发病，其他时间很正常。有些慢性病患者，只在一年中某个月特别严重，用日常的药量也控制不住，需要调整药量。

这里需要提示的是：如果锣槌不敲打，铜锣不会响。铜锣响了，主要是提示我们锣槌（核心轴）歪了，需要扶正了，而不是提示我们铜锣被敲打后损坏成什么样子了。

西医观点通常是去直接修复那个被锣槌敲打的铜锣的损伤面，但是西医也认为人体有自我修复的生理本能，也就是西医说的免疫修复功能。所以在一定程度上，也要考虑身体可以自我修复的情况。

人体出现增生性症状时，如同黏膜网出现褶皱（图47）。

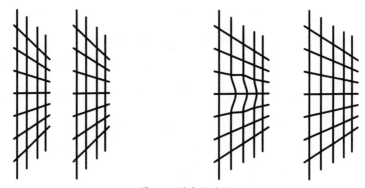

图 47　增生性症状

当我们身体出现增生性症状的时候，我们会有以下几种治疗方法（图 48）：

第一种方法，用手把增生部分按压进去。因为人体的黏膜存在弹性，可以借用弹性，以消耗免疫力的代价，把增生部分按平，临床上就是在增生局部进行单纯地化瘀消肿。但是这种治疗需要持续，否则症状会反复迁延。

第二种方法，用刀直接砍去增生的部分，临床上就是我们说的手术。但是这个增生是由于黏膜不平造成的，所以当黏膜的状态没有根本改变的时候，仅仅是砍掉既有的增生部分，后续不平的黏膜状态可能会继续逐渐衍生出新的增生。

第三种方法，用手将增生病灶局部的附近黏膜扯平，临床上就是根据病灶所属的脏腑，根据五行生克乘侮的规律，调理增生处的瘀滞的气血，使其融入到附近脏腑之中。这么做是比较稳妥的治疗，但是这种平复会把该增生症状的压力转移到其他脏腑，使得该压力转化为其他症状而发出。

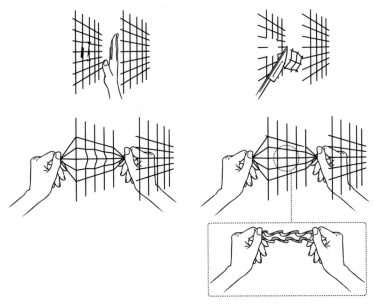

图 48　增生性症状治疗方法

第四种方法，就是解决出现增生灶的根本原因。增生灶的根本原因就是黏膜线的转向失衡，是由于运转节律不能与大自然同步所造成的。那么，治疗就要以恢复黏膜线运转节律的平衡为目的，这样黏膜线的平衡就会带动整个黏膜平复，也会使增生的状况逐渐平复。因为之前已经讲过，中医认为增生是在黏膜异常空间出现之后有内容物填充所造成的，所以解决黏膜问题是平复增生的前提。

关于渗出性症状的治疗，我们还以水龙头和地面的例子来讲解（图 49）。

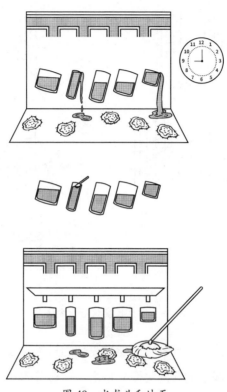

图 49　水龙头和地面

　　如图所示，撒到地面上的水就是身体的渗出液。

　　我们来看，地面上这滩水落到一个坑里，这个坑就是免疫力。水在积蓄到地面之前首先要先从水龙头漏出，然后先接到水盆中，然后再溢出来。地面容易出现渗水的坑是在脾、肺、肝。除此之外，我们有三种治疗方法，第一种是墩地，也就是不断在渗出的局部，进行擦拭处理、消炎等等。这样很容易发生渗出部位的转移，就像墩地把水推到地面其他位置一样。地面的坑就是人体症状发生的部位，也就是我们身体疾病的好发位置。大家经常关注的是积水的地面，也就是受力方，也经常去研究什么体质会造成渗出性症状的发作，应该如何用药，对症处理。头疼医头，脚疼医脚。头上有水，我就去除头上的水，脚上有水，我就去除脚上的水。

第二种是可以从中间去截断它，把盆中的水舀出一些。这就是减少施力脏腑的压力，使其不去攻击受力脏腑。有的人是湿性体质，脾是一个薄弱点，水很容易就会存满，很容易形成湿邪，最终溢出皮肤，形成湿疹。这里病理产物的体质易趋性就出现了。痰湿体质的人可能稍微接受一点油腻的东西，湿邪就容易在脾积蓄。那么把代表脾的水盆里的水往出倒一倒，例如痰湿分泌引起咳嗽，通过健脾的方法，使湿的根源得到暂时性的缓解，让痰湿不再外泄，不再往肺上去攻，那么肺没有痰的渗出，咳嗽症状最后也就缓解了。但是，身体的核心失衡没有改善，仍然会逐渐再恢复到原有的病理状态，形成病情的迁延反复。因此，这种方法适用于保健，不适用于根本性的治疗。

第三种是恢复身体核心的平衡，使其经络稳定，不再漏出气血或衍生成各种渗出物质，这是一种根本性的治疗。不论地面怎么转动，小坑怎么分布，只要抓住水管子漏水这个根本原因，调整水管子管壁的黏膜线，使水管子里的水含而不漏，就不会有地面坑里存水这种情况了。但是，如果水龙头漏水量不多、速度不快的时候，前两种方法可以取得疗效；如果上端的经络水管子失衡很严重的时候，水龙头外泄量就很大，有可能你清理盆里水的同时，或者费力墩地的同时，水还是快速注入水盆而且从盆里大量溢出到地面。在这个时候，前两种方法的治疗就会显得苍白无力。临床上，很多医师不确定水龙头漏水量的大小，使用前两种治疗方法，就会出现一部分患者症状会缓解，另一部分人无效。

所以咱们讲古代说上工、中工、下工治病，分别十全其九、十全其七、十全其六。它并不是靠把复杂的情况看得多全面，而是在于你的辨证视野有多高。你从多种切入点的思维模式去进入，你就可能直接从十全其六变成十全其七、十全其九。所以辨证思维模式是很重要的，不是说我在十去其六墩地的基础上，去把更多的体质影响因素、季节影响因素、免疫力影响因素等等全部纳入进来，去提高我墩地的技巧，我就能从十全其六变成十全其七的这种中工了，不是这样的。我们从十全其六下工变成十全其七的中工，靠的肯定不是把墩地的技巧或者把地面找水的技巧研究得更深、更透，而是要把思维模式往上提高。到这个时候，如果几个脏腑的水同时往外漏，你再去清理病理产物，往往会出现掣肘的情况。有的时候寒热并存、寒热错杂，又有寒性的病理产物出现，又有温性的病理产物出现，这时应该怎么去治呢？会不会寒热之性互相抵消了呢？

不要研究墩地怎么能墩得巧、墩得好，而是要研究它的上一层是什么。我去治施力方的这一层，可以把它在水洒到地面上形成渗出之前，我就可以去节制住它，十全其七就可以达到了。

再往上看，达到关水龙头的视角高度，这叫什么呢？这叫作大道至简。十去其九就能达到了。关水龙头既不费力，也不繁琐，比起墩地要简单得多，所以说当视角足够高，就可以省力，并且精确地进行治疗。

所以调整核心平衡，才是解决疾病的根本之道。

第十九讲　保健、养生的区别

咱们经常提到养生保健的概念，那么治疗和养生保健有什么区别呢？

仍然以水龙头为例，关水龙头的动作属于治疗的范畴，舀水的过程就是属于保健范畴了。做一次保健，可以维持一段时间的症状消失，但是还是要时常去进行保健，才可以保持持续效果。

墩地的过程，就是属于养生的范畴了，需要每天坚持进行，否则症状就会很快再次出现。

保健、养生都是要日常坚持不懈进行的，否则身体就会恢复到之前的状态。它们并非治疗，治疗是经过有限时间调整后，停止治疗手段，身体也能保持在健康状态，注意这里说的是健康状态，不是亚健康状态。

临床上还有患者经常咨询自己是不是虚，需不需要用药进补。这是一个思维的误区。人的经络就像管道，中间含有人体的阳气和津液。当管壁侧漏的时候，管道里的阳气和津液自

然外泄到组织间，形成火、湿等病理产物，病理产物再通过症
状发出体外。同时，经络内的阳气和津液由于部分外泄，导致
经络内的含量降低，这就是患者觉得虚的原因。但是在没有解
决经络管壁侧漏的前提下，妄用补药，等于给管道内注入新的
阳气和津液。虽然经络内阳气和津液因此有所充盈，但是会有
更多的物质漏到经络以外，形成的病理产物更多。这就是有的
人虚不受补，一补就上火（气有余便是火）；有的人越补越觉
得身体困重，这是因为津液补多了，痰湿加重。所以不要轻易
用补药，尤其是现代的社会环境阴阳明显失衡，调整阴阳平
衡，比修复管壁其实更加重要。

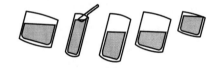

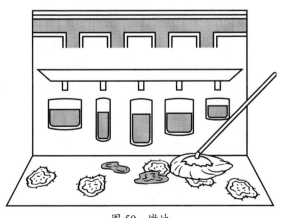

图 50　墩地

通过这一章的讲解，大家对于发病过程中身体免疫力的程度、特点，以及每个人免疫力区别，还有症状发生与身体整体失衡的关系等内容，都比较清楚了。由此可见，调整身体核心的平衡，调整天人相应的生物钟节律，才是从源头上解决疾病发病的根本方法。接下来，我们会讲到中医时间医学所研究的方向——人体生物钟节律。

第二十讲 中医气化时间医学概论

　　在诸多的辨证治疗方法里，最核心的是中医的整体观念，也就是说我们身体核心的运转节律和自然界的节律要同步。《伤寒论》讲的是核心阴阳状态，状态和节律有什么区别呢？比方说工地上有一个土堆，是由砂土、水泥、石块混合在一起堆在那儿。描述砂土堆的组成，这就是状态。人体真元的阴阳划分的状态，就是《伤寒论》描述的内容。

　　中医气化时间医学将视角放在节律上。我们看到的这个土堆，它的组成不是固定不变的。它不断有新的砂土补充进来，也不断有车把砂土运走。所以当你看到这个土堆时，只能说你看到了这一刻土堆的状态，而并未看到它动态输入和输出的状态。

　　所以，我们要把这个土堆的构成和动态变化联系起来，考虑到运砂土车到来的频率，倾注新砂土的频率，甚至运水泥车、运石块车到来的频率，诸如此类。这里说节律要一致，指的是人体生物钟的节律与大自然运转的节律同步。

我们提倡在真元的阴阳层面进行治疗，纠正真元的阴阳失衡。我们在气血产生变化之前就要开始去治疗。有个说法叫做"凌空斡旋"，指的是在气化之前就要把它的趋势规划好。之前讲到磁铁和铁砂的例子，磁铁的磁力线可以指导铁砂的分布，但你不能在撒上铁砂以后，再去治疗异常分布的铁砂，那样对身体会产生磨损。我们应该在还没撒铁砂的时候，就调整磁铁的平衡，那么磁铁的磁力线就都正常了，在铁砂撒上以后，也不会去磨损我们身体。所以，研究核心的阴阳层面才是疾病治疗的关键。

人体之所以发病，是因为致病因素干扰到了人体核心的生物钟变化节律，逐渐造成了核心状态的失衡。之后，由失衡的核心状态指导我们身体整体气血运行，最终就出现了气血的两种紊乱状态。第一是病理产物的出现，第二是施力方脏腑功能的紊乱。两种紊乱状态相互结合，冲击到身体的某一个靶点，最后产生症状。

所以，治病的最核心思想一定不是去控制症状。之前我讲过敲门的故事，我们要做的是让敲门的那个人消失，而不是卸掉门铃。治病的最核心思想是调整人体的生物钟节律，使其恢复平衡。节律平衡指的是人体和自然界节律周期同步，达到动态平衡的状态。

那么，动态又是什么样子呢（图51）？

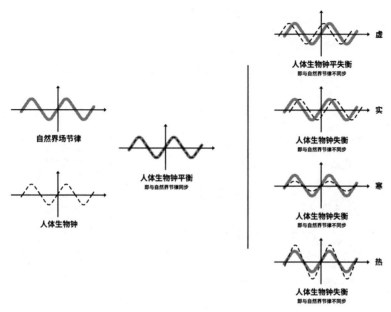

图 51　自然界场节律

　　自然界场节律是实线的正弦波，人体生物钟节律是虚线的正弦波，当两者节律、形态基本相同时，就达到了同步的状态。当人体生物钟节律比大自然的节律延迟时，人体就会处于偏虚的状态；当人体生物钟节律比大自然的节律提前时，人体就会处于偏实的状态；当人体生物钟节律的振幅要低于自然界节律的振幅，就是身体偏寒的时候；当人体生物钟节律振幅高于自然界节律的振幅，就是身体偏热的时候。

　　所以，人体发生失衡并不是某一时刻的事，而是在每个时刻、每个周期都存在失衡。人体生物钟节律的正弦波在每个周期都与自然界产生了偏差，因为它随着时间的推移在不断地持续。

当日积月累之后，这些偏差累积的压力压向了身体的气化过程，于是就导致疾病出现，并且是迁延不愈的状态。直到我们生物钟与自然界场节律恢复同步，人体迁延不愈的疾病状态才会得到恢复。

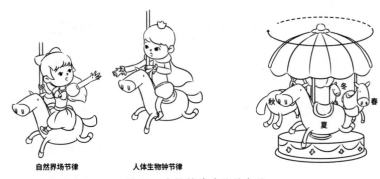

自然界场节律　　**人体生物钟节律**

图 52　生物钟节律旋转木马

人体的生物钟节律就像我们熟悉的游乐园里的旋转木马（图52），伴随着春夏秋冬四个位置，周而复始、轮替交换旋转。当我们身体核心失衡的时候，生物钟节律就像后边这匹小马，自然界节律就是前边这匹小马。自然界节律在前，人体核心生物钟节律在后，随着时间推移、春夏秋冬的循环，后边的小马追不上前边的小马，人体生物钟节律还是追不上自然界这个节律，那么身体就不断地受到人体核心生物钟和自然界磁场的节律。在这个过程中，两者周期性不断出现差距，产生失衡压力，这部分压力随着时间持续地累积，不断地增强，引起我们气血紊乱，暗中消耗掉身体的免疫力，使我们变得更容易衰老，身体更加羸弱，直到生病的那一刻为止。

平衡，是指体内两种处于对立状态的物质基本是等量的，比如气血平衡、阴阳平衡、寒热平衡等。一般说人体平衡，就是指人体的气血阴阳处于平和旺盛的状态。

研究即刻状态，是在一个固定的时间点去了解身体的即刻气血状态。通过把脉的方式，感知到哪个脏腑功能气更旺、血更强。之后根据这个即刻状态来用药，气虚的去补气，血虚的去养血，有热的去清热，等等。研究身体的气血状态，其实要看的整体气血的水池子的实际水位（图53）。

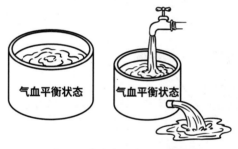

图 53　整体气血水池示意图

中医气化时间医学论述的平衡是一个动态的，是气血即将生成的趋势节律。图示中的这个水池，上边的水龙头注水，底下这个出水管排水，它们之间的出、入水量速度相等，这就是对节律的研究。我们此时把盆中水看成动态的积蓄，与之前所说的砂土堆是一回事，要以一个动态的视角去看。

研究水池的出、入水量，动态评估池内气血的状态，这就是中医气化时间医学所研究的范畴。气血的生成趋势节律变化，导致气血积蓄状态的动态改变，就会发生节律失衡。这就是为什么气血会在不同时间发生状态变化。

　　如果把人体比喻为水池，当水龙头的注水速度与出水端一致时，人体就处于气血平衡的状态。体质状态保持稳定，也就是我们整体气血池子的出口是保持出水量和速度稳定一致的前提下，当身体气血的生成趋势节律，即水龙头的注入水量趋势失衡的时候，就会产生两种情况（图54）。第一种情况是注入水量大于出水量，此时水池内的水位高于平衡的水位，就是气血偏旺的状态。第二种情况是注入水量小于出水量，此时水池内的存的水位低于平衡的水位，就是气血偏虚的状态。

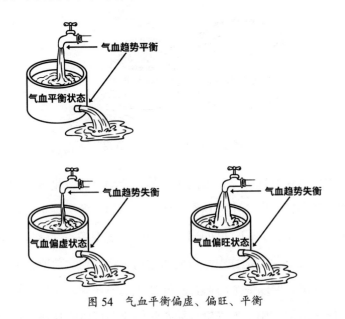

图 54　气血平衡偏虚、偏旺、平衡

　　是什么因素影响气血生成趋势节律呢？是我们身体核心真元的生物钟节律。气血的变化趋势是受身体初级气化过程影响，即身体核心的真元之阴阳气化的影响而产生的。

　　前面讲过，阴阳的气化是遵从周期性的人体核心的生物钟节律来进行的。我们看到，两个正弦波搭配的这种平衡节律（图55），一个代表的是大自然节律，另一个代表的是人体生物钟节律，两者重叠，同步的、周期性的出现，来指导水龙头，使水龙头里的气血灌注产生相应的动态变化。

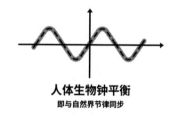

人体生物钟平衡
即与自然界节律同步

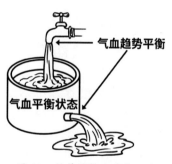

气血趋势平衡

气血平衡状态

图 55　趋势平衡和平衡状态

　　这个动态变化的平衡是我们身体的核心生物钟节律要跟自然界的节律平衡，身体气血的产生才能够跟自然界相适应，此时身体的气血积蓄状态才不会受自然界压力影响，没有异常的过旺或者过虚的平和状态。

　　这就是我们要用中医时间医学来研究人体核心生物钟节律的

原因。我们调整好了水龙头，就调整好了整体气血的平衡，使之输出更为平和，不再蓄积压力。

　　在了解中医气化时间医学的本质是调整并保持人体核心生物钟节律的平衡之后，接下来我们讲解中医气化时间医学涉及的具体概念。

第二十一讲　自然界节律

自然界节律体现了我们所说的大整体观，也是天人合一的基础。

当人体核心生物钟的周期节律与自然界的周期节律一致时，我们人体的免疫力才可以避免被消耗（图56）。人体与自然界的节律同步时，黏膜就处于平面的状态，这样没有翘起的压力，也就没有去减少黏膜线弹性的压力。弹性代指我们的免疫力，不需要让免疫力去包涵太大的压力，避免身体的暗耗。有的人即使不得病，但是有的时候会觉得很容易乏力疲劳、精神不振，这是由于人体免疫力一直在绷着劲，也就是我们所说的亚健康状态。为什么我们没有患病但总感觉不舒服？因为在亚健康的状态下，我们的免疫力处在高于正常张力的状态，它在承受着身体内失衡的压力，只不过这种压力还没有突破免疫力的极限，达到疾病的程度。但是，免疫力一直处于紧张状态，会加快人体衰老的进程。在紧绷的状态下达到阈值，免疫力再也无法去承担这个压力的时候，症状就释放出来，此时疾病就开始产生。

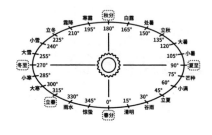

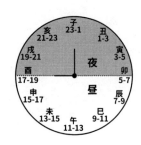

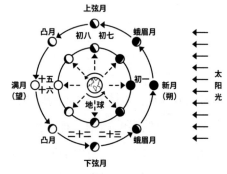

图 56　自然界节律示意图

我们说自然界场是一个综合场，是由四个部分组成的。

第一个是太阳磁场。太阳和地球具有磁场关系，太阳磁场的节律周期，与地球的公转周期基本一致。以"年"来论，可以分为四季，春、夏、秋、冬；也可以分为二十四个节气，立春、雨水、惊蛰等，每年循环一个周期。

第二个是月球引力场（图 57）。除了太阳和地球的磁场关系，人体大部分时间会受到月球引力场影响。月球场的节律周期，是以月球的公转周期"月（份）"来论的。

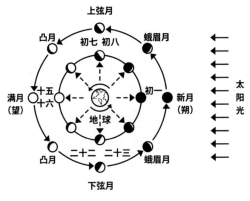

图 57　月球引力场

大家从这个图可以看到，阴历初一、十五，这些是最明显的转化点，古代称其为朔望月。每个月都有上弦月、下弦月、朔、望，这是一个循环无断的周期。朔望月应该以一个固定周期来划分，但是由于我们的朔望月周期并不是恒定的，所以又有大、小月之分，甚至我们在应用的时候，有时也以双月作为一个完整的观察周期。

第三个是地心引力场。在整个太阳系里，我们的地球只是很小的一部分，但是对于地球人来说，地心对人的影响同样是巨大的。人在地球的表面，每个人距离地心的距离很遥远。地心是处于地球核心的熔岩物质，它处于液态的流动状态。除了受到太阳磁场影响以外，地球在旋转的过程中会产生引力，所以地球的自转同样有引力的作用。地心引力场的节律周期，等同于地球的自转周期，以"天"来论。先分为昼夜，后分为古代所说的十二个时辰。这十二个时辰，要记住是以单数时间点为起算时刻的。

1点、3点、5点、7点，等等。

第四个是地球附近的五个主要行星的引力场，即水星、金星、火星、木星、土星。它们的运转周期基本是2年、5年、10年、12年、30年之数，所以它们的汇集之数为六十，也就构成了"六十一甲子"的干支历大周期之说。

无论哪一种节律，均是周而复始的圆运动循环周期。运行轨迹不一定是正圆，但是它一定会有周期性的循环，循环节律也是周期性节律，以正弦波的形式体现。正弦波，就有振幅、有波长，它们随着时间的推移，周而复始地运行着。当然，天体运行的节律在很长时间之后可能会有所变化，但是我们每个人在地球上生活最多不过百年左右，相对于这些大的星体的运动误差来说，那只是沧海一粟，极小的一点误差。所以，我们基本上可以认为天体运行时产生的误差可以忽略不计。

天人合一的平衡，是在研究天体物理学的基础上，讲人与天体运转规律的平衡，所以很多人评价中医经典《黄帝内经》是一本关于医学、哲学、天体学、自然学的综合书籍。但我认为，《黄帝内经》的主旨还是在讲人的生理及发病规律，只不过是中医理论中有天人合一的思想，所以才在《黄帝内经》里论述其他学科的知识，借以说明人体的规律。

人体的核心真元状态并不是永恒不变的，而是随着时间变化不断地在进行动态的、周期性的调整。在调整过程中，会有一个平衡点，需要我们不断地维持自身生物钟节律和自然界节律的同步。两种节律变化均以正弦波的形式呈现。

第二十二讲　人体生物钟

讲完了自然界节律，根据天人相应的理论，接下来该讲讲人体。

人体的生物钟规律是与自然界节律相一致的。它也是以正弦波的方式，随着时间变化，进行周期性的运行（图58）。

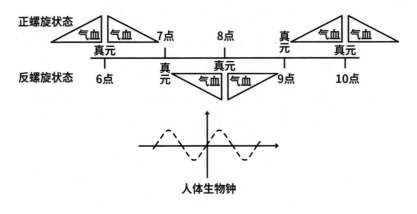

图 58　人体生物钟

请看这张图片。在 6 点的时候，人体气血活动旺盛，然后逐渐减弱。到 7 点的时候，气血活动又逐渐增强，但是身体的阴阳状态开始发生改变，从正弦状态变成了反弦状态，然后气血又达到最旺盛的状态。如此周而复始。产生正转和反转的状态变化的组织是黏膜线，也就是构成经络壁的纵横线。而经络内所含的气血不会发生这种正反变化，气血只有充盈与空虚状态。

我们的气血存在于身体经络之内。经络两侧的经络壁的状态，即黏膜的状态随着时间推移不断地发生变化。这种变化是由于构成黏膜的黏膜线正转与反转的周期性交替变化而造成的。黏膜线发生正转、反转，由此带动黏膜上的正电荷和负电荷的交替附着状态的改变，阴性、阳性的表述由此而生。我们以正电荷的附着黏膜状态为"阳"状态，负电荷的附着黏膜状态为"阴"状态。

在黏膜发生这种阴阳状态的交替过程中，黏膜间隙的气血按照其自身的充盈、空虚的盛衰交替，呈周期性的逐渐变化。如在 8 点时黏膜呈阴性，经络内的气血状态最为旺盛；然后气血随时间推移逐渐衰减，到 9 点左右黏膜线旋转到反向的临界点的时候，达到气血最衰弱的状态；然后随着黏膜转为属阳性，经络内气血逐渐增多，直到 10 点又开始增强到黏膜气血最旺盛状态。

所以说气血只是部队里的士兵，按照一定的规律去休整（衰）或训练（盛）。黏膜就像部队的指挥官，按照时间推移发出不同的命令。两个角色各自遵从自己的职责。士兵还是那些士兵，只不过在不同的时间里遵循的命令不同。这也就是我们一开始所说的，真元阴阳的状态去引导身体的气血。

生物钟节律产生了一个正弦波的状态。这个正弦波的正反交替的节奏，就像下方的摆球，不断左右摇摆的节奏一样（图 59）。

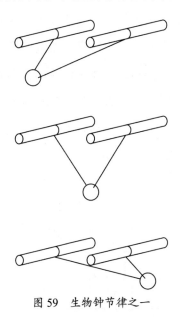

图 59　生物钟节律之一

人体的核心就像这个小球一样，每天都在周而复始地摇摆，这种摆动就会带动黏膜线进行顺逆扭动，继而影响到黏膜的阴阳属性的转换。这里就有个体化的差异了；小球的质量大小不等，好像每个人的核心重量不等。核心较重的这个人，他的气场就比较强；核心较轻的这个人，他的气场就比较弱。球的质量大小与其摆动的平衡与否没有关系。无论质量轻重，它一定会以轨迹最低点为平衡中位点，之后在左右两侧进行着周期性的交替摆动。

这个小球本来被两根绳挂住（图 60），当我们身体的重心失衡的时候，一侧的绳会变得紧张，丧失弹力；另一侧的绳过度松弛。这两根绳子就是构成我们身体的黏膜线，所以说黏膜线是由身体核心发出，逐渐交叉汇聚成黏膜面，构成经络，运转气血。重心失衡偏离正中位，就会造成我们身体左右的黏膜松紧性出现异常变化。有的人会觉得身子右侧拘紧不舒服，那是因为代表重心的小球向左偏了，身体左侧就属于松弛状态，身体右侧属于紧绷状态，所以身体失去平衡。右侧的黏膜线被拉抻，弹性下降而变紧，因此由它所构成的右侧关节韧带、脏腑、组织、器官相应地变紧，拘紧感也就由此而产生了。

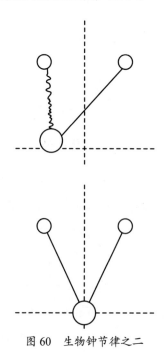

图 60　生物钟节律之二

我们正常走路的时候，不会觉得很劳累，如果单侧提了一个10kg重的米袋，就会觉得相当劳累。但是如果我们两侧各提一个5kg的米袋走路，就不会觉得很累了。这就是平衡的关键意义。

换个角度来看这个小球的运转（图61）。

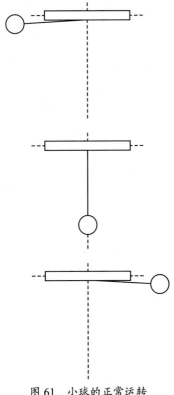

图61　小球的正常运转

周而复始，来回摇摆，这就是我们身体循环的状态。这个状态是平衡的，是以垂直为中轴位，左右的动态平衡运转。

那么核心失衡的运转是什么样呢（图62）？

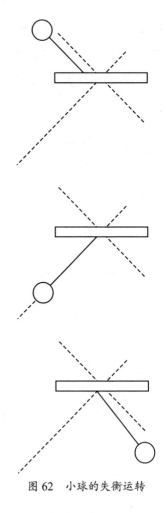

图 62　小球的失衡运转

　　首先是小球的中轴位发生偏移。小球的中轴位如果发生偏移，重心就会偏斜。核心的动态运转节律也就处于偏斜的状态，进入到周而复始的运转周期之后，每次左侧就会出现亢盛的空间，最终导致左侧经络空间异常增大，蓄积多余的气血。同时，右侧会出现经络空间的不足，导致气血亏虚，由此产生气血紊乱。虚实夹杂就是由于核心的中轴线偏斜造成的。

除此之外，还有纯虚和纯实两种状态（图63）。

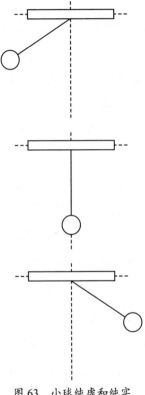

图63　小球纯虚和纯实

有时，小球的重心中轴位没有发生偏斜，但是摆幅过小，达不到两侧应到的位置。此时，身体核心左右两侧的黏膜线弹性均不足，其构成的左右经络空间均较小，导致气血不足，也就是气血纯虚的状态。以此类推，摆幅过大就是气血纯旺的状态。

当人体出现症状时，我们左右手的脉象会有相应的反应。所以，古代完整的脉诊包括"三部九候"，应当从人迎、寸口、跌阳三个位置加以合参，这样结果更为准确，更能判断经络黏膜线的失衡状态。

在没有受外伤或外邪伤害身体时，也就是单纯的内因致病，一般不会在体内出现绝对的虚和绝对的实。单纯内伤致病，都是由于身体核心不平衡造成的虚实夹杂。

绝对的虚和实是怎么造成的？是因为外邪的侵袭。

对于内伤杂病，身体没有经过任何外伤，就是纯粹的内科病的时候，人体内部一定有一部分是虚的，另一部分是实的。即使单纯地表现出虚，是因为虚的这部分黏膜状态已经表现出症状，实的这部分黏膜因为免疫力可以掩盖，所以没有表现出来症状而已。但是，不表示这种失衡的压力不存在。

之前我们已经讲过身体气化运行期间的四个大空间：元气、中气、宗气、肾气。身体初级气化从元气空间发起，在宗气空间里合并自然界清气和水谷精微之气发生次级气化，在中气空间里化生气血蓄积调整转输，释放气血运行周身以后，最后收回于肾气空间，由肾气空间继续发生一次初级气化，再释放肾气和肾精。那么，这四个大空间是受自然界哪些场的影响呢？

元气空间主要受的是太阳周期的影响，因为它是我们身体真元产生的部位，最早开始产生能量并且积蓄的部位。真元受太阳能磁场影响，接受的是太阳的能量。地球本身接受太阳给予的能源、能量，是人体的原动力。

　　元气空间里是全身能量的发起点，是真元真正的生成端。真元就是在大网膜之上产生的，平铺覆盖在身体胃肠之上的大网膜，就像一个太阳能的面板，不断接受太阳的能量，以太阳磁场的方式获得，它的磁场是无形的（图64）。很多人问：为什么我在辟谷时可以在一段时间内不吃东西，生命也能得到维持？因为人体可以通过磁场直接获取太阳的能源。所以这个磁场是一种非直接接触场的观念，可以透过实质壁进行传递信息。这种磁场并不是光波，所以辟谷之类的行为在黑屋子里头进行也没有关系，因为它并不是光线。光进不来，太阳磁场也能影响到人体。

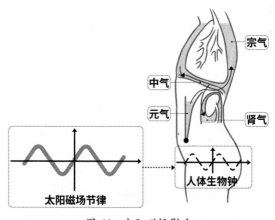

图 64　太阳磁场影响

　　肾气空间里的人体生物钟节律受自然界月球的场影响。所以其节律受月球周期影响（图65）。

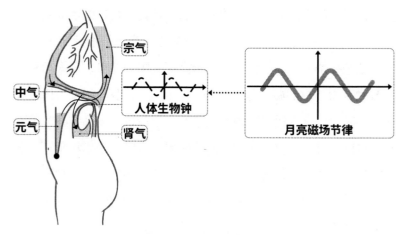

图 65　月球磁场影响

真元源于元气，最后收于肾气，因为身体的能源一定是源于太阳，但是需要被月球调整。濡养全身结束后的气血，进入到肾气空间这里，终极再次"气化"成了真元，以肾阴和肾阳的方式在肾气空间内保存，这个过程就像是自然界月球是对地球接受的太阳能源的抵消调整。地球的自然界接受了太阳能源，怎么去抵消它的过度的能源呢？是靠我们海洋，是靠月球引导海水的潮汐去调节太阳的多余能量。我们身体作为个体接受了太阳能以后，多余的能量可以去哪里呢？这就要靠肾气的作用。

肾气将剩下的多余气血转化成精，再转化成肾阴、肾阳以后，最后通过肾气和肾精的方式从身体空间里再次输出。除了发挥正常的生理功能以外，还会通过生殖或女性月经的方式排泄出去。

这两种方式均是受月球周期的影响。月球的引力场引发潮汐，引发了水的变化。肾为水脏，它受月球周期的影响。肾气主收藏，收藏的主要就是真元，只是因为胎儿期没有水谷精微和自然界清气两股能源，只有真元的能源，所以胎儿出生时从母体内带来的先天能源只有真元，并在出生那一刻，胎儿把体内最后一次循环结余的真元存在其肾气空间，带出体外。"先天之本"其实说的是这个意思，不需要被无限地放大其重要性。先天不足，那么后天通过调整身体的气化过程，是可以弥补的。

出生之后的人体，同时在日常气化的过程中，在供给全身后产生的剩余气血，是不能蓄积在身体循环过程中的，过而为害，需要把它们再次转化成真元，再存于肾气。所以肾气不单是先天带来的密封气罐，它同样有进有出，会在日常生活中不断进行补充。这个过程就像是月球，它能够调整和抵消太阳能量，起到一个缓冲器的作用。

中气空间受地球地核及五个临近行星场的影响。所以其节律受年运周期的影响，这个周期我们下边讲述五运六气的时候会讲到。

之前讲的整体气血的时候，提到中气空间就是"血府"，存的是身体的整体气血，气血的盛衰与引力场直接相关，而引力场是五运六气里"五运"所影响的部位。

宗气空间受自然界气候变化的影响，所以其节律受节气周期的影响。

宗气是我们的元气输出以后的第一站。元气作为真元（第一能源），首先将人体获得的无形太阳能送入宗气空间，和自然界精气（第二能源）、人体水谷精微之气（第三能源）在宗气空间处进行混合，所以宗气是人体气血津液的混合及生化之所，这就像大自然中各种磁场、引力场会在自然界中混合交织，共同影响自然界的气候。而自然界气候的变化，大家最熟知的就是"二十四节气"了。它不光是跟农耕有关系，而是具体代表了一个当时的气候变化。因此，宗气空间的混合化生规律，接受主要是自然界精气和水谷精微之气这两种能源，跟我们的日常生活息息相关，因此要符合节气周期。我们经常会按照气候变化进行养生，来说判断节气养生时应该吃什么。其实，每年节气的养生方式也是不一样的，因为不同年份自然的气候大特征又不相同，所以身体的变化趋势受节气影响着重点也有所不同。

第二十三讲 常用历法

讲完人体生物钟，接下来讲一下时间医学，以及与其相关的历法。

我们研究时间医学，历法是坐标，是规矩，如果坐标不正，没有规矩就难有准确的时间规律描述了。

所以研究时间医学，首先应该先知道我们用的历法，现今我们日常所用的历法有以下几种：纯阳历、纯阴历、阴阳历、干支历。

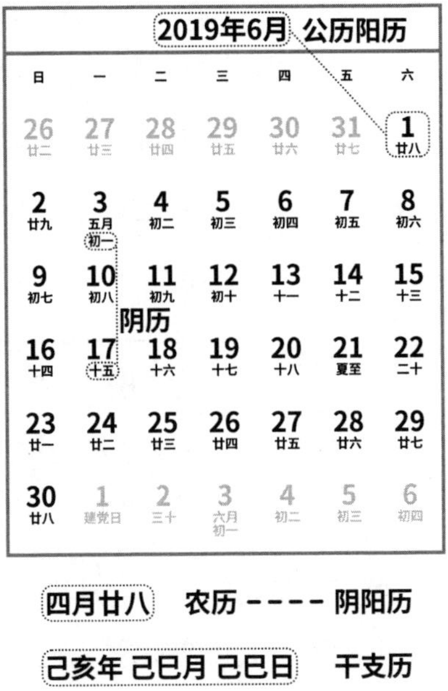

第一个是纯阳历（图66）。拿历法来说，现在用的是公历，就是日常看到的

2019年6月 公历阳历

日	一	二	三	四	五	六
26 廿二	27 廿三	28 廿四	29 廿五	30 廿六	31 廿七	1 廿八
2 廿九	3 五月 初一	4 初二	5 初三	6 初四	7 初五	8 初六
9 初七	10 初八	11 初九	12 初十	13 十一	14 十二	15 十三
16 十四	17 十五	18 十六	19 十七	20 十八	21 夏至	22 二十
23 廿一	24 廿二	25 廿三	26 廿四	27 廿五	28 廿六	29 廿七
30 廿八	1 建党日	2 三十	3 六月 初一	4 初二	5 初三	6 初四

阴历

四月廿八　　农历 - - - - 阴阳历

己亥年 己巳月 己巳日　　干支历

图66 纯阳历示意图

171

元旦，日常描述的几月几日。这个纯阳历会有问题，每经过一段时间，它会出现误差。因为咱们的纯阳历每一个公转周期年，就会有 1/4 天的误差，所以每隔 4 年我们要闰一下 2 月份，增补一天去纠正这个误差，所以它的误差性还是比较大。

第二个是纯阴历（图 67）。阴历初一，阴历十五，这是纯阴历的一个代表。最纯粹的纯阴历应该是伊斯兰教历，中国管它叫回历。它是完全见月辨历，它是一个纯阴历。

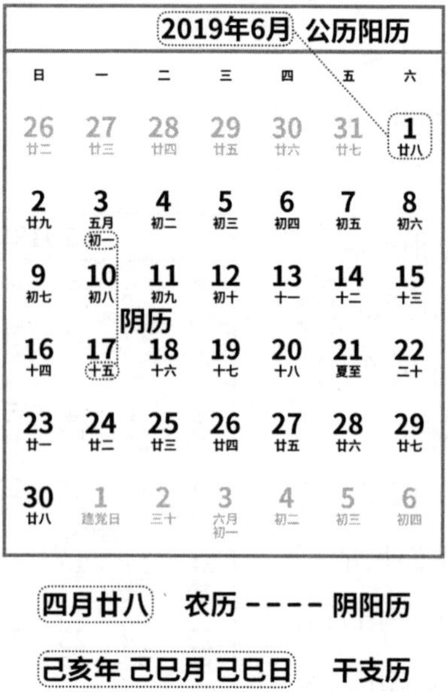

图 67　纯阴历示意图

第三个是阴阳历，就是我们中国的农历（图 68）。我们说农历三月初五、大年初一等等，这是属于阴阳历。它是一个混合太阳周期规律和月球周期规律的历法。这个历法的误差性也很大。

所以大家会看到，有的时候一年里会闰出一个整月，来纠正这个历法误差。

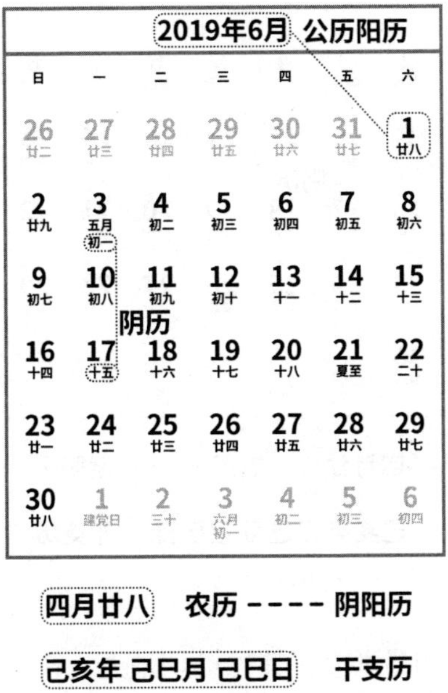

图 68　阴阳历示意图

第四个是干支历（图69），就是日历底下写的"己亥年己巳月己巳日"，老黄历里经常见到，有时候还有"宜出行"等字样，这是古代医易所用的历法，因为古代称"巫医同源"。巫是《周易》，医是中医，所以说干支历也称医易历。它是用十天干、十二地支搭配的方法，按照"六十甲子一循环"的方式去纪年、纪月、纪日。

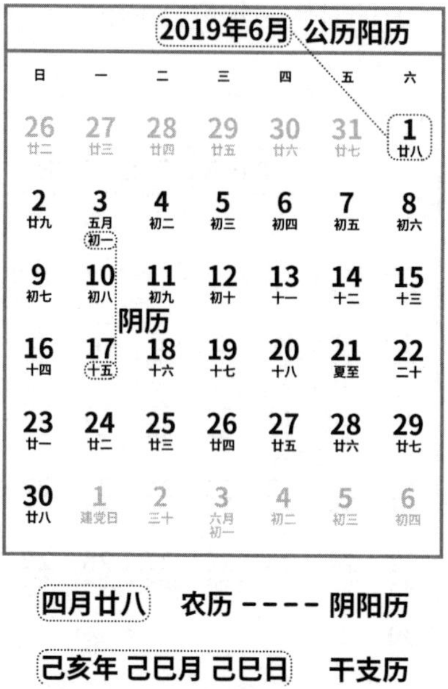

图 69　干支历示意图

古代的中医和易学家，其思维均是天人合一的宇宙大整体观念，应用上均是源于八卦、河图、洛书的思想，展现的是阴阳的辨证性思维。所以我们一般选择用干支历，认为这个历是比较准确的，实际上也确实是这样。

四个历法当中首推的是干支历和纯阴历。一般认为其对自然界太阳运转规律和月球运转规律的表述误差最小，所以在中医气化时间医学的研究中也是用干支历和纯阴历。

干支历以十二个月为一岁，是以立春为岁首，纪年与农历纪年相同。它并不是以春节为农历年的一年的开端，我们通常将开端称之为"年首"。现代的天体物理学研究的时候，也注重一年的四个坐标，分别是春分、夏至、秋分、冬至。在公历里，对应每年的这四个节气的日期是固定不变的。而二十四节气也是在此基础上细化的。其他二十个节气的对应的日期会有所偏差，会前后错移这么一天到两天，但是这四个大的节气作为纵横坐标是不变的。

在干支历中，一年同样是分十二个月，这个数字和农历是一样的，并且以十二地支标志命名。顺序就是常说的子、丑、寅、卯、辰、巳、午、未、申、酉、戌、亥。

与农历不同的是，这十二个月是以节气划分界定，怎么界定呢？这十二个月并不是农历说的，今天是农历五月初一、六月初一，不是这样的。它的开端是以立春为岁首，立春、雨水这两个节气是一个月，第一个月以"寅"为标志。到惊蛰节气第一天开始新的一个月，以此类推，推到最后的时候，最后一个月是小寒节气到立春，前一天为止，是第十二月，标志为丑，全部用干支配合纪月。

干支纪日，就是以干支配合、六十为一循环的方式来记日（图70），大家肯定都懂这个东西，黄历也都看过，一定是阳干配阳支、阴干配阴支，然后以十二地支循环的方式用于每日的计时，之前说子午流注应用的就是这个纪时模式。

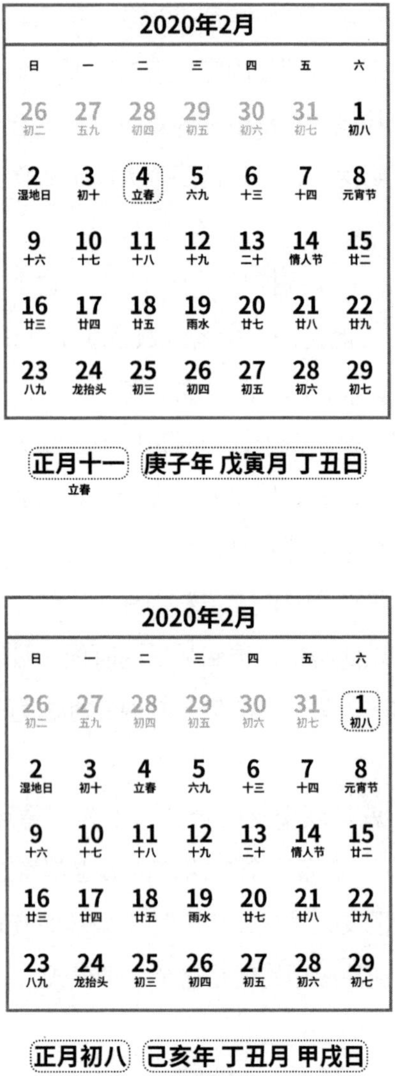

2020年2月

日	一	二	三	四	五	六
26 初二	27 五九	28 初四	29 初五	30 初六	31 初七	1 初八
2 湿地日	3 初十	4 立春	5 六九	6 十三	7 十四	8 元宵节
9 十六	10 十七	11 十八	12 十九	13 二十	14 情人节	15 廿二
16 廿三	17 廿四	18 廿五	19 雨水	20 廿七	21 廿八	22 廿九
23 八九	24 龙抬头	25 初三	26 初四	27 初五	28 初六	29 初七

正月十一 庚子年 戊寅月 丁丑日
立春

2020年2月

日	一	二	三	四	五	六
26 初二	27 五九	28 初四	29 初五	30 初六	31 初七	1 初八
2 湿地日	3 初十	4 立春	5 六九	6 十三	7 十四	8 元宵节
9 十六	10 十七	11 十八	12 十九	13 二十	14 情人节	15 廿二
16 廿三	17 廿四	18 廿五	19 雨水	20 廿七	21 廿八	22 廿九
23 八九	24 龙抬头	25 初三	26 初四	27 初五	28 初六	29 初七

正月初八 己亥年 丁丑月 甲戌日

图 70 干支纪日示意图

　　图中看所用的历法，在二月一日的时候还是己亥年，到三日的时候也是己亥年，到立春二月四日的时候，这个时候年干支历就发生变化，就变成庚子年。干支历以立春为岁首，但这个时候农历已经都是正月十一了。

　　一般来讲，调整元气的平衡，需要参考太阳变化节律周期，遵循干支历。调整肾气的平衡，需要参考月球变化节律周期，遵循纯阴历。

第二十四讲　五运六气的应用

接下来谈一谈五运六气。五运六气是中医的瑰宝，是《黄帝内经》提出的理论。

《黄帝内经》这本书真的是一部宝典。很多人都说，《黄帝内经》是论述人、自然界以及天体变化的一本书。但是，它的最主要目的，是从天人合一的角度去论述天气的变化，同时说明天地变化对人的影响。

《黄帝内经》包含了前面说的所有中医基础理论。比如症状的发生、施力方和受力方的关系、病理产物的产生、整体气血的发生、阴阳引导整体气血的发生、整体阴阳每年的变化节律等等，它全部涉及。只不过，这本书所论述的内容分属不同的章节，不太符合现代人的思维习惯，所以大家会觉得比较繁杂。在读过本书之后，大家可以重读《黄帝内经》，或许会很有感觉。如果认真梳理好一条思维主线，把《黄帝内经》的条文重新温习一遍，你的思路就会变得清晰。因为你知道哪段条文应该对应人体气化循环链的哪个位置，这可以加深你对中医的认知，对你的临床水平会有很大帮助。

把《黄帝内经》所论述的各个层面都通透理解以后，我们就会明白气化链中最有用、最核心、对身体影响最大的因素是人体核心变化。我们要研究的是人体核心变化节律，在了解每一年自然界场特性不同的前提下，来研究人体与自然界天人合一的状态。

在不同年份都会发生变化的自然界场，会引起人体生物钟节律平衡基点的相应改变。解读到这里，我们就要从更高一层的动态视角来分析人体核心的气化过程。我们一直在强调中医思维层次的重要性，之前已经认识到了阴阳运转状态的视角高度，然后上升到了核心阴阳运转节律的视角高度，之后引出了时间医学。

状态是什么？状态就像物理学上说的长度，比如汽车行驶的距离等。节律是什么？节律就像是速度，汽车是以每秒多少米的速度行驶，车轮按照这个速度运转几个周期后，车子会到达相应距离。

我们可以把这个维度进一步提高，来研究汽车轮子转动的加速度。在不同的时间点，汽车发生速度变化。这个"时间点"就是我们说的生物钟节律的平衡基点。

人体生物钟节律的平衡，不仅仅是节律本身的动态平衡，还有节律在变化时的动态平衡。

举一个简单的例子。阴阳平衡，好像指的是人体内的阴和阳一定要对等才是绝对的平衡，各占 50% 最好（图 71）。但是，我们不考虑自然界节律变化，仅仅认为人体内阴阳绝对相等，这样还是天人合一吗？

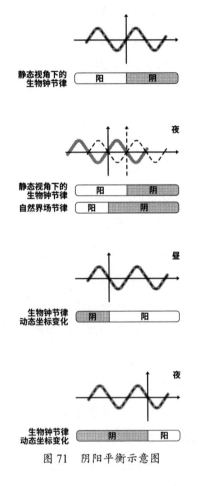

图 71　阴阳平衡示意图

如果把昼夜的变化规律加入进来，自然界中阴阳的变化大家可以通过温度、光线的变化进行感知。比如到了夜晚，温度更低，光线更暗，属于阴的部分更多，人体的阳气要内收，继而阴生阳长。如果在静态视角下，这时人还是保持阴阳各占 50%，那么人体与自然界的节律就出现了不同步的状态。

这是因为自然界与人体的平衡点不同，如果以人体的生物钟平衡为绝对的平衡点，纵坐标轴居中，保持左右阴阳区域各占一半；而自然界场的纵坐标轴已经挪至左边区域占四分之一，右边区域占四分之三。像这样，自然界场已经移位，但是人体的节律没有移位，两者不同步，就违背了天人合一的原则，所以说这是不对的。

白天的时候属于阳的部分要多一些，晚上的时候属于阴的部分要多一些。但是无论昼夜，人体的生物钟都是与自然界相适应、相协调的。所以随着昼夜变化，人体阴阳平衡的坐标轴就会发生相应的改变。在晚上有可能阴更多一些，阳更少一些；而白天的时候阳要多一些，阴要少一些，跟自然界节律是一致。通过这样一个常见的例子我们能够理解：随着天气变化，人体节律平衡基点也在改变。除了每天的气候变化，中医还有一个对于每年气候变化的论述，这就是五运六气理论。

五运六气理论指出：每一年自然界的气候特征均不一样，同样是按照六十年一甲子的周期交替循环。在现代天体物理学里，地球受诸多天体场影响。虽然地球绕着太阳进行公转，每年都会按照固定的规律运行，但是在每个循环周期中，地球与其他行星的相对位置却发生改变了，这是因为其他行星的公转周期不是一年，不是与地球围绕太阳公转的周期相同步。行星的公转周期虽各有不同，但是基本以六十年为公数，所以就有了"六十年一甲子循环"之说，而每年行星与地球的相对位置在改变，对地球综合场造成的影响形成了不同的年气候特点，古人把其总结为"五运六气"规律，这就是五运六气的由来。

因为每年自然界的场都不一样，所以我们人体需要不断地去适应自然界的节律变化，而相应改变身体的生物钟节律的平衡基点，这种基点调整也是以年为周期的。

关于五运六气，众多名家的解读很多。本书是从中医气化的视角来解读五运六气的基本概念，并不研究具体天气变化和重大疾病发生概率的推断，因此我们着重论述每年气候变化对人体气化过程中的真元阴阳变化产生的影响。

首先我们来看"五运六气"的几个基本概念。

一、主客之分

先解读一下五运六气的主、客的概念。

五运六气中的主、客，指的均是变化，像每年的春夏秋冬的气候变化，这是必然存在的。其中，"主"指的是每年固定气候变化规律的周期性循环。

地球的公转相对于太阳，绝对位置是固定的，所以描述地球在每年内不同时段受太阳影响出现的变化规律就是固定不变的变化规律。就像三月份的"春分"，九月份的"秋分"，每年日期基本接近。所以"主"指的是地球公转时太阳场的变化对人体产生的影响，每年的场变化与往年相同。就像物理学上的匀速运动，速度不变，距离均匀变化。

"客"是指每年不断变化的变化规律（图72）。这句话有些拗口，其实可以类比前文所说的加速度，"客"是有不同加速度特点的速度。

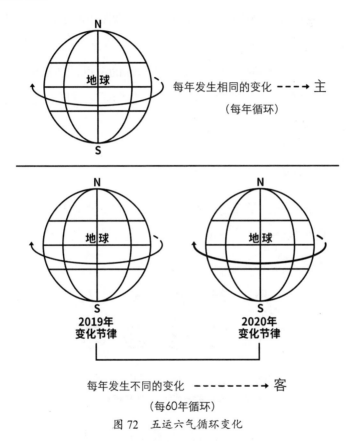

图72　五运六气循环变化

"客"的出现，是因为除了太阳以外，其他星球的场对人体也有影响。这些星球的公转周期与地球不一样，因此每年的场变化规律与往年同一时段不一样。

总结一下，"主""客"在每年都会有"动"的变化过程，但是"主"的变化规律是固定的，类似于匀速运动，加速度为零，每年节律基点变化基本一致；"客"的变化规律是不固定的，类似于变速运动，而且连加速度都在变化。就像图中所示，2019 年的变化是一个节律，2020 年的变化是另一个节律。对于我们来讲，可以在每年节气转换之际，留意一下气候的特点，这就是"主"；再体会一下与往年气候的不同，这就是"客"。这些就是五运六气论述的内容。

二、五运

五运，用五行来描述，木、火、土、金、水，并再分为太过和不及两个状态，一共十个综合状态，与干支历的十个天干纪年相对应（图 73）。

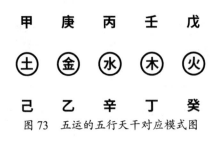

图 73　五运的五行天干对应模式图

五运的五行天干对应模式，与藏象五分类对应模式是不同的（图 73）。在藏象五分类中，甲、乙对应木，丙、丁对应火，戊、己对应土，庚、辛对应金，壬、癸对应水。而在五运中，甲、己对应土运，乙、庚对应金运，丙、辛对应水运，丁、壬对应木运，戊、癸对应火运。并且以单数的"甲、丙、午、庚、壬"为阳数，对应"太过"状态；以双数的"乙、丁、己、辛、癸"为阴数，对应"不及"状态。这就是我们所讲的，要把《黄帝内经》中提到的这些五行、阴阳、天干、地支当作符号，而不要当成特指。因为在讲述自然界和人体时，这些符号会被频繁使用，但是讲述的不是同一个规律，同一个道理。

五运是对人体气血盛衰产生影响的自然界场（图74），"运"的含义是引力场，共有三种情况：中运、主运、客运。

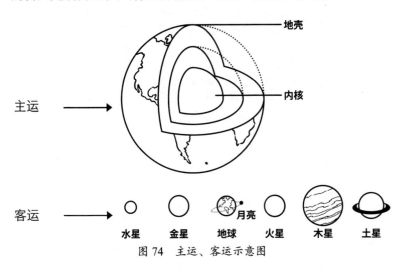

图 74　主运、客运示意图

主运和客运的概念在前面已有描述（图74）。主运是自然界场每年固定不变的变化节律，研究的是地球引力场对人体生物钟气血盛衰的影响，和地理方位有相关性。客运是自然界场每年发生变化的变化节律，研究的是五行星对人体生物钟气血盛衰的影响。中运的概念要等到后边再讲。五运引力场影响的都是偏于实质性的东西，主要对经络脉中的气血进行冲击。

三、六气

六气与五运一样，同样是对人体真元产生影响的大自然场（图75）。但"运"对应的主要是引力场，"气"对应的主要是磁场。

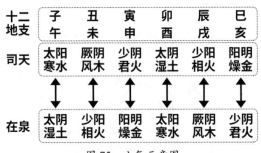

图75　六气示意图

六气共有六个阴阳要素，分别是太阳寒水、厥阴风木、少阴君火、太阴湿土、少阳相火、阳明燥金，与干支历的十二地支纪年相对应。六气分为主气和客气两种，客气还可以再分为司天、在泉。

主气流转的规律，是以太阳寒水、厥阴风木、少阴君火、少阳相火、太阴湿土、阳明燥金为顺序进行周期性的循环，但并非是将每年分为六个部分然后进行流转。主气是研究自然界每年受地球轴心磁场影响的固定变化节律。例如每年的春、夏、秋、冬四季交替，这是以年为周期的、周而复始的固定变化。像每年的二十四节气也是这种固定的循环模式，二十四节气与地球的二十四时区相合，由于地球的自转，不同地区的见到太阳的时间有先有后，于是有了时区的差别。地球分成二十四时区，对应的是地球自转一个周期的昼夜二十四小时。由此可见，我们在分析理论时，不能仅仅局限于理论本身的描述，要搞清机理，触类旁通，就可以把规律推演到同类性质的其他事物上。

客气流转的规律，是以太阳寒水、厥阴风木、少阴君火、太阴湿土、少阳相火、阳明燥金的顺序进行周期性的循环，属于年与年之间按一定顺序依次变化的流转规律。客气是研究自然界受太阳磁场影响每年出现的不固定变化规律，这种变化会影响人体生物钟节律。客气每年的变化并不固定，是太阳场对地球产生的影响，而不是地球自转本身产生的影响。

五运六气对人体的影响不是每天随时都有，只有在基点位的时候才会产生影响。

自然界的基点位，比如说"节气"，自然界气候在节气时会发生短暂的转变，这个转变过程一般会表现在天气的剧烈变化中。我们可以观察到，每个节气的前后基本都会有天气的骤变，比如出现风雨或明显的升温降温等情况。这就是自然界节律转换时的一个表现。

人体生物钟的基点位就在每天的每个时辰之间，按 24 小时制来计算就是每天的 1 点钟、3 点钟、5 点钟等奇数时刻，也是人体黏膜正负电荷状态转换的横轴点，这些点位的性质在每年的情形都不相同。

我们对于每年的气运特点的描述，通常会用到三个词语：司天、在泉、中运。

在周期年中，司天之气表示太阳对于地球表面的磁场影响，在泉之气表示地核对于地球表面产生磁场影响，人体真元变化的节律的坐标基点要与之协调一致。

中运，又称岁运，表示该周期年中的月球引力场的特性，人体气血盛衰变化的节律坐标基点与之协调一致。

前面讲经络的时候提到：经络是由两侧的黏膜构成经络壁，中间含有气血。引力场影响的是经络里气血的充盈程度，此外还会影响到部分脏腑功能。这些脏腑在某一年里比较薄弱，受到的灌注压力最大。比如今年"金运太过"，就是说今年的气血灌注主要针对属金的脏腑。在人体核心失衡、产生压力的时候，肺与大肠的气血最容易出现亢盛的紊乱状况，继而出现肺系和大肠系的病症，如皮疹、鼻炎、便秘、便血等。

磁场还会影响经络壁黏膜的电荷性质，从而影响其中所含气血的构成比例。

这张图片可以帮助大家更好地理解中运、司天、在泉的关系（图76）。

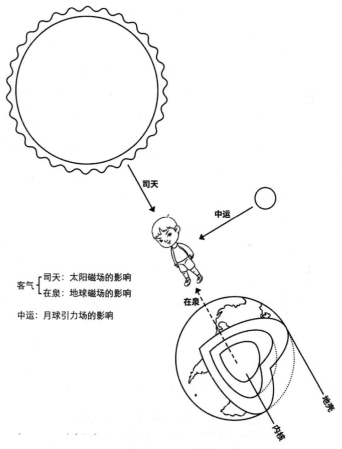

客气 {
司天：太阳磁场的影响
在泉：地球磁场的影响
}

中运：月球引力场的影响

图 76 中运、司天、在泉关系图

人体在地球上受到地核的影响，称为在泉。在泉的意思是挖一个深坑，从这个深坑可以源源不断地取出泉水来，说明这是从地底深处而来的影响，指代的是地核磁场。人体在地球上受到太阳的影响，称为"司天"。因为太阳在天空之上，所以把这种影响称之为司天。司天与在泉，一个是太阳磁场，一个是地核磁场，两个磁场在地表汇合，影响着地表上的自然界，影响着我们的生活。

在太阳和地核的中间，有月球穿插其中，这就是中运产生的基础。但是，中运是个引力场，不是磁场。因为月球的磁场极弱，只能靠引力场影响地表，常见的现象就是月球引力引起的海洋潮汐。在人体内，司天、在泉两个磁场交替影响经络壁两侧的黏膜，而中运影响的是经络中间所含的气血。这就是司天、在泉、中运对人体真正的影响。

那么，每年气候的特性是在什么时候表现的呢？是在自然界气候交替之时，也就是节气的时刻进行表现。我们在节气转化的时候判断每年的司天、在泉之气的性质，比如2020年"少阴君火司天，阳明燥金在泉"，那么火、燥之气是如何在节气转换时表现出来的呢？

《黄帝内经》中除了五运六气理论之外，还有一套研究自然界场的理论，名叫"标本中气"（图77）。

标本中气：是跟五运六气平行的另一理论，也是研究自然界场特性的经年流转规律的。

本	中气	标	所从
风	少阳	厥阴	从其中气
燥	太阴	阳明	从其中气
火	厥阴	少阳	从其本气
湿	阳明	太阴	从其本气
寒	少阴	太阳	从其从标
热	太阳	少阴	从其从标

图77　标本中气表

"本"是指外界大自然的气候特征，也就是"太阳寒水、厥阴风木、少阴君火、太阴湿土、少阳相火、阳明燥金"中提到的风、寒、君火、湿、燥、相火。"标"是与此对应的阴阳属性，如"太阳寒水"中与本"寒"对应的标"太阳"，这是阴阳状态的属性，可以与人体相同属性的经络相互影响，比如人体的太阳经，主要承受自然界中的"太阳"这个属性的压力。

中气既不是中运的意思，也不是人体气血的中气空间，而是与此经络互为表里的经络，它是间隔在本和标之间的。互为表里的经络是属性对应关系，比如少阴对太阳，厥阴对少阳，太阴对阳明。

根据标本中气规律，在六气运转到"厥阴风木"的年份，无论是"司天"还是"在泉"的属性，本年中均是属"风"的自然界气候特征，那么就要在节气的转换节点时，表现出"少阳"的热性天气变化，比如闷热的天气。

同理，在属于"阳明燥金"性质的年份里，节气转换时就会出现"太阴"的湿性天气变化，比如降雨；在属于"少阳相火"性质的年份里，节气转换时会出现火性天气变化，比如气温骤升；在属于"太阴湿土"性质的年份里，节气转换时会出现湿性天气变化，比如降雨；在属于"太阳寒水"性质的年份里，节气转换时会出现或寒或热的天气变化，比如气温骤升或者气温骤降；在属于"少阴君火"性质的年份里，节气转换时也会出现或寒或热的天气变化，同样是气温骤升或骤降。

虽然实际的天气表现未必与理论上完全一致，但是该年气候特征对人体的影响是直接的。比如"阳明燥金"之年，即使在节气转换的时候可能会出现降雨的现象，但是人体仍会在此期间感受到年气本身"燥"的压力特征，比如口干、咽干、便秘的情况；而在"太阴湿土"的年份，节气转换时同样会出现降雨，而人体会感受到年气本身"湿"的压力特征，如口黏腻、身重着、大便黏等表现，这就与"阳明燥金"年份的同时期感受完全不同了。

第二十五讲　河图、洛书的运用

河图、洛书之数，是中医术数的基础。

我并不想在这里展开讲解中医术数学，因为已经有太多的书籍去解读这个术数。我写本书的用意，是想使中医更加直白化，而不是想以术数推论而得出中医理论，因为中医归根到底还是属于实践医学。本书里所记载的时间医学、现代解剖学、生理学、物理学、天体物理学等内容，全部是有章可循的，而不是虚幻的推理学。

河图、洛书（图78）本身并非虚幻的内容，它有着比较明确的指向性。

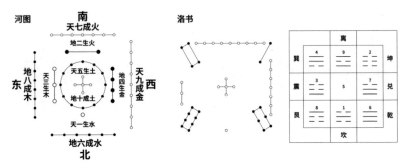

图78 河图洛书

河图之数："天一生水，地六成之，地二生火，天七成之，天三生木，地八成之，地四生金，天九成之，天五生土，地十成之。"

洛书之数："戴九履一，左三右七，二四为肩，六八为足，以五居中。"

这里，我们仅做简要论述。

1. 关于河图、洛书之数所论述的对象

河图、洛书之数均是源于治水，水的输布主要依赖月球引力场的引导。所以河图、洛书所论述的规律主要是基于月球对地球产生的影响，是以诠释月球运行规律为主。

2. 河图、洛书之数与先后天八卦的关系

一般来说，河图之数对应后天八卦，洛书之数对应先天八卦。先天八卦对应人体出生之前的胎儿期脏腑功能，以脐带进行主要能源供应；后天八卦对应人体出生之后的脏腑功能，是在脐带剪断、开始自主肺呼吸之后的时期。

3. 河图洛书之数与五运六气的"主客"的关系

河图之数更倾向于论述固定的变化规律，也就是先天的规律，因此基本应用于"主"的规律上；洛书之数更倾向于论述可变动的变化规律，也就是后天的规律，因此基本应用于"客"的规律上。

4.关于河图的理解

以"天一生水，地六成之"这句话为例，这里边至少隐含了四个方面的内容。

1）"天"指的是旋转方向，因为《素问·五常政大论》里提到"上着右行，下着左行"，上就是指天，下就是指地。所以"天一生水，地六成之"中的"天""地"其实指的是向左旋转还是向右旋转。

2）"一""六"是施行的术数，指的是旋转角度，这部分内容会在下一讲涉及。

3）"生""成"指的是"生成之数"。根据河图的划分，以1～5为生数，6～10为成数。"生成之数"的应用范围广泛，意义深远，本书之后的内容还会涉及。

4）"水"指的是五行的性质，因为河图之数论述气血的灌注，所以这里五行对应的是藏象。

所以，经典著作就是要去咀嚼才有味道，简单的一句话包含了这么多的意义。大家阅读经典著作时必须要一个字一个字地解读，这样才会有更深的理解。

关于河图、洛书，我们在这里只是进行了简单的解读，目的是为了引出下一讲的相关知识点。河洛之数在中医气化过程中隐含着深邃的机理，以后笔者会有单独的著作进行论述。

第二十六讲　中医气化时间医学的应用基本思路

　　之前，我为大家讲述了疾病发生、发展的完整过程，以及经典辨证理论在气化链上的切入点。除此以外，我在前面为大家解释了关于时间节律的基本要素。接下来的这一讲，我将会着重给大家讲一下中医气化链的源头，也就是人体的核心真元的生物钟节律。关于它在临床上的具体应用，一般被称为"中医气化时间疗法"。

　　探讨人体的生物钟节律应用，即是探讨人体核心真元的生物钟节律。因为人体发生的所有气化过程，包括循环物质的产生与分配，其能量基础就是核心真元。就好像大自然无论出现怎样的变化，其能量总是来源于太阳能。所以只要抓住与人体核心相对应的生物钟节律，就把握住了气化链的本质，临床治疗就会如四两拨千斤一般。正所谓"万法归宗，大道至简"。

真元的生物钟节律主要包括两个部分。第一部分是真元的产生位置，也就是元气空间的真元生物钟节律；另一部分是真元在循环周身之后的收纳调节位置，也就是肾气空间的生物钟节律。其中，宗气空间、中气空间处于人体气化链的中间环节，我们不做讨论。因为中医的整体观念就好像在调节一根已经扭曲的皮筋，在实操的时候医师只需要转动皮筋的两端，就会带动皮筋的中间部分使其恢复原状。所以我们会参考人体气化链中间过程的节律，但是这两个空间并不作为治疗的靶点，我们主要调整的仍然是元气空间和肾气空间的生物钟节律。

之前，我们讲了时间医学几个基本的要素。第一个是自然界节律，第二个是人体生物钟节律，第三个是历法应用，第四个是五运六气，第五个是河图洛书。接下来就需要把这些纷繁复杂的基本要素，如卫气营血、肾精、肾气、肾阴、肾阳等，通过人体气化链这条主线串起来，实际来看一看如何将人体核心的生物钟节律应用于临床。

首先，中医气化时间疗法主要有两大特点，第一个特点叫作异病同治。所有的相关疾病不论体质和症状的区别，都可以用一个或几个相同的方案进行治疗。例如临床上无论是咳嗽还是腹痛，无论是淋巴结肿大还是腺样体增生，都可以用一个相同的基本处方来治疗，这就是中医气化时间疗法的异病同治特点。

回顾一下人体核心所主导的气化过程。无论这个人的症状表现是如何的，其疾病的产生一定是有施力方和受力方。施力方结合了病理产物，冲击受力方的症状发生点，症状因而出现。医师的思路可以继续延伸：人体病理产物从何而来？施力方又是如何形成的？医师将关注点放在了整体气血上，整体气血又是由人体真元的不同阴阳状态所构成的。真元是人体核心在不同的运转节律下所产生的。那么这个运转节律就是人体生物钟的节律，也就是中医气化时间疗法的基础。

所谓异病同治，是因为治疗原则都可以归纳为"调整人体核心"。

这张图片提示（图79），无论地面上的积水在什么位置，它都是由墙面上的水龙头泄漏而形成的。积水指代人体出现的各种症状，地面指代出现症状的人体位置，如鼻腔、口腔等处。这些症状集合在一起，形成一个较为完整的异常生命过程，就是疾病。

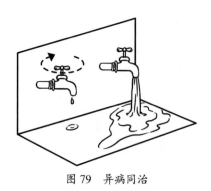

图 79　异病同治

直接处理地面上的水渍，等同于临床上的对症治疗。之前已经讲过，对症治疗可以类比墩地，哪里有水我墩哪里。这种方法从理论上说能够把症状治好，但是临床上的实际效果往往不佳。

这是因为没有关注到水流出的原因。地面上的水是由于墙面上的水龙头没有拧紧，因此地面积水状态是次要的，我们应当去重点关注墙面上的水龙头。无论是地面上什么位置有水，其原因都是由于水龙头漏水所致。所以，拧紧水龙头才是比较轻巧的解决方法，也是最有效的方法。临床上也要摆脱只关注症状的观念，要多考虑症状出现的原因。

地面的水其实是会自然干涸的，只要水龙头不再漏水即可。症状就是人体内的失衡能量蓄积到一定程度，最终从身体内部释放出来的过程。

之所以疾病的症状总不缓解，是因为人体的每一个气化循环周期内都会产生压力，就好像水龙头每时每刻都在漏水。如果拧紧水龙头使其不再漏水的话，洒到地面上的水没有了源源不断的补充，最终会自然干涸。临床上，人体已有的失衡压力已经通过症状释放出来，如果在下一个循环周期内不会再产生新的失衡能量，没有后续压力的再次积蓄，症状也就逐渐消失了。

专注于调整核心的平衡，去关水龙头，不针对地面各种各样的症状表现，这就叫异病同治。气化时间疗法可能对于多种症状只用一个处方治疗，就能够达到"把水龙头关上"的效果，症状能够得到改善。这就是重点关注核心气化节律失衡的情况，也是气化时间疗法异病同治的真谛。

气化时间疗法的第二个特点是患者需要按时间点服药。

具体来说，治疗的时候应当寻找特定的时间点，也就是在人体气化循环周期的转折临界时间点来让患者服药。这样的目的是将人体核心真元即将到来的节律趋势加以纠正，使其在下一个时间周期里恢复正常的生物钟节律，与自然界的节律保持同步。之后随着自然界节律的正常带动作用，可以在停药后保持长久的治疗效果。这种调整方法适用于反复发作性以及慢性迁延性的疾病。

人体的核心节律应当与自然界的磁场节律同步，所以人体核心节律趋势应当按正弦曲线分布。从根本上说，所谓调整人体核心节律，就是调节黏膜线的两个端点，就像之前提到的那个扭转皮筋的例子似的。扭转皮筋时调整的一定是皮筋两端，人体的黏膜线的两端就是气化过程的两个端点，也就是元气空间和肾气空间，所以调整核心节律就是要调整人体元气空间的真元运转节律和肾气空间的真元运转节律。在深刻理解人体气化链之后，抓住重点进行治疗，那么疗效也就不难获取了。

那么调整人体黏膜线要在什么时间段进行最好呢？人体黏膜线包括经脉、络脉，里面运行着人体气血。人体黏膜就像自行车内胎一样，如果我们去修补被扎破的车胎，一定不会是在车胎鼓胀的时候进行修补。因为车胎含气比较多的话就还有膨胀的张力，为修补带来困难。自行车内胎代表了人体黏膜，内含的气就是经络中运行的气血。当经络内气血充盈度最小的时候，对于经络黏膜壁的影响也就最小，构成黏膜壁的纵横黏膜线拉伸张力也最小。此时去调整黏膜线的扭转角度，花费力气最小而且对位也最准确，这样调整就能够完美地恢复黏膜的平衡状态。

这个示意图（图80）说明了黏膜线旋转状态、气血盛衰状态与时间点的关系，也提示了服药的关键时间点。

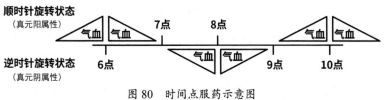

图 80　时间点服药示意图

　　在纵向坐标轴中，正坐标指黏膜线处于顺时针旋转状态，提示人体核心真元偏于阳属性；负坐标指黏膜线处于逆时针旋转状态，提示人体核心真元归于阴属性。随着横向坐标时间轴的推移，人体的气血盛衰情况也会发生变化。如图所示，7 点钟就是一个关键的服药时间点，这个时刻既不是在气血最旺盛时，也不是在气血最衰弱时，而是在气血由多变少，且真元由阳属性转变为阴属性的临界点。之后 9 点钟也是关键的服药时间点，即气血由少变多、真元由阴属性转变为阳属性的临界点。以此类推，还有 11 点钟、13 点钟等等。在这些关键时间点上，如果医师去调整黏膜线的旋转角度，那么不必施用很多药物就能够起到特别显著的调整作用。

　　古代以十二时辰划分一天时间，与现代时间对应的话，一般是单数时刻对应时辰的起始时刻。比如 7 点起是辰时，9 点起是巳时，11 点起是午时等等。因为在这几个关键时间点上，黏膜线旋转状态基本处于正负区间当中的平衡位，人体核心节律也处在正逆转换的关键时刻。此时给黏膜线一个调整方向，它就会无干扰地按照调整方向去运转。此外，大自然节律与人体核心节律同步运行，也会给予人体方向和力度的影响，医师可以借助自然之力，调整人体核心节律的平衡，达到用药量小而疗效明显的效果。所以横坐标轴上的这几个关键时间点是很重要的治疗时机。

需要注意的是，一般说夜晚 11 点起是子时，中午 11 点起是午时，描述的不是时间点，而是一个时间区间，也就是说夜晚 11 点到凌晨 1 点的时间段都属于子时，中午 11 点到下午 1 点的时间段都属于午时。而我们在刚才应用的是 7 点钟、9 点钟这样的时间点，所以在临床实际应用中可能会有前后大约一个循环周期的误差。

《灵枢·五十营》中提到："黄帝曰：余愿闻五十营奈何？岐伯答曰：天周二十八宿，宿三十六分，人气行一周，千八分。日行二十八宿，人经脉上下左右前后，二十八脉，周身十六丈二尺，以应二十八宿，漏水下百刻，以分昼夜。故人一呼脉再动，气行三寸，一吸脉亦再动，气行三寸，呼吸定息，气行六寸。十息气行六尺，日行二分。二百七十息，气行十六丈二尺，气行交通于中，一周于身，下水二刻，日行二十五分。五百四十息，气行再周于身，下水四刻，日行四十分。二千七百息，气行十周于身，下水二十刻，日行五宿二十分。一万三千五百息，气行五十营于身，下水百刻，日行二十八宿，漏水皆尽，脉终矣。所谓交通者，并行一数也。故五十营备，得尽天地之寿矣，凡行八百一十丈也。"

所以一天 24 小时可分成 50 个循环周期，每个循化周期就是 28 分钟左右。在整点时刻前后一个循环周期误差之内，也就是在 28 分钟之内服药都没有问题，而不必过于严格地按照每个时刻用药。这就是中医时间医学的疗法特点。

第二十七讲　疗法治疗靶点

中医气化时间医学治疗的靶点在哪里呢？

人体的整体气血运行受到核心场的影响，如果核心场出现周期性的持续失衡，就会逐渐造成整体气血的状态失衡。人体的整体气血就像一个水池，这个水池和肾气空间一样也是有进有出的。水池里的气血保持着总量的动态稳定，如果进水量和出水量发生变化，那么水池里的气血积蓄状态也就会发生变化。

人体的核心节律还会受到日月行星引力场的影响。因为真元源于太阳，与大自然紧密相关，在太阳系的星体中，太阳和地球都能产生磁场，地球的磁场可以与太阳的磁场相互感应。月球本身的磁场是极其微弱的，所以月球和地球之间的感应不依靠磁场，而是依靠引力场。

无论是元气空间还是肾气空间，其核心真元均受太阳磁场的影响。

人体气血变化受到自然界引力场的影响，这种影响一般用在体质特性的论述上。中医里有"十天干体质论"，也是属于五运六气的一个衍生学说。这个理论以十天干年为一个循环周期，分别论述每年出生者的体质特点。

气血变化导致的体质差别一般会出现在初级气化链之后的末级气化链上，也就是说在核心真元已经成为气血之后以及在症状发生的过程中才有判断体质差别的意义。但是导致患者发病的原因又很复杂，例如患者所处地域、环境、气候等。所以如果从体质的角度进行辨证的话，辨证的工作量会很大，效果也未必会很好。而如果我们在初级气化链之前就去辨证，只需观察人体核心场与所属的大自然场是否一致，那就会省略掉后续纷繁复杂的疾病影响因素，治疗的针对性强，准确性高。

下面我们要论述人体核心的磁场和自然界磁场的关系。

人体核心磁场的影响很大，临床上很多疾病都是由于人体核心磁场运转失衡所造成的。同样，我们可以通过恢复人体核心磁场的正常运转节律去治疗疾病。所以，磁场的治疗靶点就是人体核心真元的磁场。

人体元气空间和肾气空间里的核心真元，如同图中所示的这位皇帝（图81）。从地位上来说，他是核心，是主宰，但是从大自然的角度来说，他也仅仅是大自然的代理者。在天人合一的宏观层面上，人体核心真元的运行节律也是要受自然界磁场指挥的，需要与自然界磁场的节律同步。具体来说，元气空间里核心真元的运行节律要顺应太阳运转节律，肾气空间里核心真元的运行节律要顺应月球的运转节律。

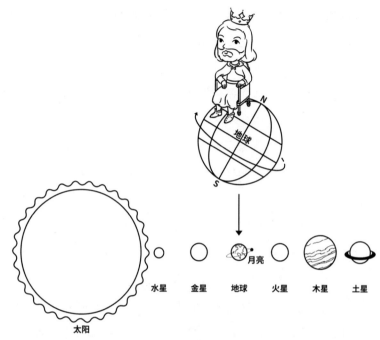

图 81　日月星影响示意图

那么核心真元从微观角度看是什么样的呢？如图所示（图82），经络壁由两层黏膜组成，黏膜是由经络线（黏膜线）纵横交织而成。我们研究人体磁场的周期，这个磁场可以直接作用在经络壁也就是黏膜上，人体磁场周期与太阳磁场、地球磁场周期有关。

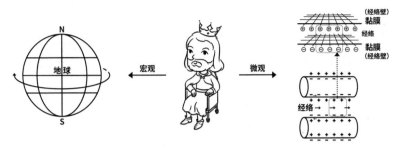

图 82　磁场影响真元核心示意图

因为本书为大家主要讲解的是人体核心运转规律，所以这里不做过多的引申。关于人体核心运转规律的应用未来会专门出书详细讲述，这里仅说明客气的磁场运行规律，即太阳磁场影响下的人体生物钟的变化模式。

我们看这个示意图（图83），将人体前臂的横断面示意图放大。在这里我们看到尺侧腕伸肌、拇长伸肌以及肌肉筋膜之间有一个缝隙。经络壁构成黏膜的存在，经络里有气血的存在。将黏膜稍微改变一下角度，就会看到两层黏膜不是两条单独的线，而是两个面。这两个面纵横交错，由黏膜线构成。

最终的治疗靶点就是构成黏膜的黏膜线，它的横截面是一个圆形，受大自然场的影响，随着大自然场的运行节律进行着周而复始的旋转。

黏膜线的旋转不是向一个方向一直不停，而是不断进行正向、反向交替旋转。如图所示，它会顺时针、逆时针旋转，周而复始，在黏膜线延展度最大位置处，黏膜的间隙最大，包含在经络里的气血也就最多。

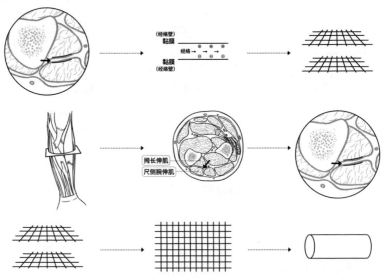

图 83　太阳磁场影响人体生物钟变化模式及前臂横断面示意图

　　结合刚才所说的内容，下面来看磁场的生物钟节律（图 84）。黏膜线随着时间推移，在横坐标上方按照顺时针方向旋转，横坐标下方按照逆时针方向旋转。如黏膜线的原点在 7 点钟到 8 点钟这一时段，从位置①以逆时针方向逐渐地转到了位置⑨；在 8 点钟到 9 点钟这一时段，又从位置⑨以逆时针方向逐渐转到了位置①。位置①是黏膜延展度最小的位置，黏膜间隙最小。这个时候，真元的阴阳转换状态最为活跃，黏膜线的扭转方向由正转逆，是转变的关键中间点位，而此时恰恰是人体所含气血最少的时点。

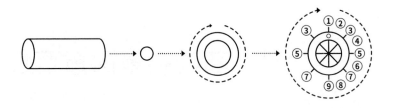

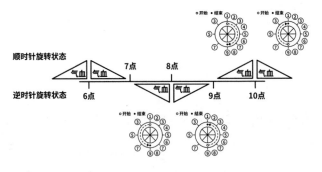

图 84　治疗靶点示意图

　　接下来从 9 点钟到 10 点钟这一时间段，黏膜线又从位置①以顺时针方向转到了位置⑨，之后再以顺时针方向由位置⑨又转到位置①。如此交替，周而复始，才形成了正弦波形态的气血盛衰曲线。

　　所以，临床应用气化时间疗法的时候，要考虑到治疗靶点，也就是研究经络黏膜线的转动节律。这个节律可以体现为正转、反转，可以体现为正弦波的波长、振幅，还要考虑是否与大自然磁场的节律相吻合。

第二十八讲　药物剂量的重要性

　　所谓"剂量"其实是个笼统的说法，除了指代处方里中药的剂量以外，还可以指代针灸的提插次数、按摩手法的施加次数、艾灸的壮数等等，诸如此类均属剂量的范畴。

　　临床上很多学生在跟师抄方时，主要关注处方里的药物组成。我对这一点并不是很理解，因为我认为中药药量的重要性要远远超过药物的选择。中医治则有正治、反治之分，具体包括通因通用、塞因塞用、热因热用、寒因寒用、热则寒之、寒则热之等，具体到治疗方法则更多。从"战略"层面来看就有如此多的选择，那么具体到"战术"上，供选择的药物可谓不计其数，可用于互相替代的药物也有很多，所以药物的选择不是固定不变的。

　　很多学生一边抄方一边查阅药物的功效主治，其实这已经偏离组方的原意了。"功效主治"是古代中医在临床中不断尝试后归纳出来的一些用药经验，但是在功效主治没有被归纳出来的时候，那些中医又是用什么原则去选择药物治病呢？这才是中医学生首先应该思考的问题。答案是四气五味、药物归经。在中药书籍里，药物的"性味归经"全都是放在"功效主治"前边，以彰显其更为重要的地位。所以，学生不能舍本逐末，只知道记忆功效主治的内容，而忽略药物的性味归经。

中医大家往往拥有自己的"秘方"，"秘方"又秘在什么地方呢？秘在处方中的几味重点药物。这几味药可以盘活整个药方。甚至在这几味药的药量上做一个细微的变化，就可以使这个方子产生完全不同的效果。

所以，很多跟我抄方的学生都觉得十分乏味：半天的门诊看了很多患者，所用的药方不超过两张，连药物都不带修改的。有时我嘱咐患者："两张方子，这是 1 号方，这是 2 号方，在服用的时候千万不要混淆。"有学生表示疑问："老师，这两张方子完全一样，为什么还要分为 1 号方和 2 号方？"我说："你仔细看一看，这两张方子真的是完全一样吗？一个是甘草 5g、知母 7g，另一个是甘草 7g、知母 5g。"学生更奇怪了："处方只有这么一点点差异，疗效会有什么区别吗？"

直到有一天，我接诊了一个很久都没有治愈的抽动症患儿。我对家长说："你们第一次找我看病，我通过舌苔、脉象判断，这个疾病的疗效不好把控。现在给你两张不同的方子，你们自己尝试一下哪张方子的疗效更好。"于是我在辨证分析之后，就开了两张药味完全一样、药量略有差别的方子：一个是川楝子 1g，黄连 2g；一个是黄连 1g，川楝子 2g。当时跟诊的学生还把方号标错了，后来被我纠正。每张方子开了三剂药，患儿回家去吃。六天以后，家长带着患儿回来了，恰好还是这个学生跟我抄方。家长说："大夫，吃完了您的 1 号方，这孩子动得更厉害了。本来只是眼睛、脖子抽动，后来肚子有些发胀，而且里面有声音。然后我们去吃 2 号方，两剂以后，这天突然就好了，什么症状也没有了！"因为他们这个病看了很久，所以不会觉得是孩子自愈了，肯定认为是药物的作用。

我对学生说："你看一看，这两味药就差了一点点，疗效会有多大的差别！"从此以后，这个学生就深刻地记住药物剂量的重要性。

不仅如此，无论成人还是儿童，我的处方中每味药的药量都不大，一般不会超过 10g。很多患者就问：为什么处方中的药物都不超过 10g，但是药效却是很明显呢？下面，我就药物的剂量做一个初步讲解。

药物剂量是可以影响人体黏膜线的旋转角度的（图 85）。什么叫旋转角度？在黏膜线不断旋转的时候，我们为其设定了一个原点标志。这个旋转角度本身与自然界的磁场频率是相协调，由磁场来带动，而药物同样会刺激黏膜线的旋转并使其发生变化，其刺激效果与药物的功效、剂量有关。

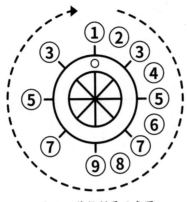

图 85　药物剂量示意图

　　一旦自然界磁场无法带动黏膜线正常运转，就像了前文所说的旋转木马的例子，人体的节律总是和自然界生物钟的节律不一致，随着季节更替，时间推移，大自然与人体的运行节律总是不能协调统一。这个时候，自然界对人体就会产生压力，人体遭到外界的冲击，就会身体羸弱，免疫力持续下降，甚至加快衰老的过程。

　　如图所示（图86），把手比作自然界的磁场，拧着的这根皮筋比作黏膜线。在拧皮筋的时候，无论是正向拧还是逆向拧，开始的时候皮筋不会打结，在拧到一定程度后，突然间一个结"啪"的一下就打出来了。临床上，很多人体检后什么疾病都没有，过了一段时间之后突然身体上就长出一个肿物来。实际上，在医师用影像学去检查的时候，患者的黏膜状态还没有到"被拧出结"的程度，过了一段时间后人体病理程度加重，超过了免疫力的调节阈值时，这个肿物就突然出来了，免疫力也不能恢复了。这个例子就形象地描述了黏膜线如何运转。

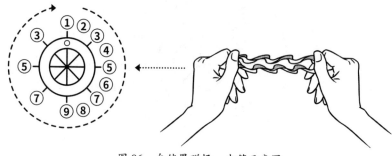

图 86　自然界磁场 – 皮筋示意图

　　如图所示（图 87），黏膜线不断地进行顺时针旋转，再进行逆时针旋转，如此周而复始地交替，最终形成了类似正弦波形式的正向、逆向旋转。医师调整药物的药量，实际是在调整人体黏膜线的旋转角度，药量的多少要根据黏膜线旋转角度的大小来定。

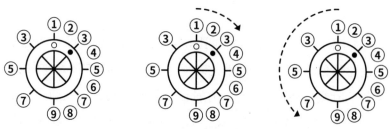

图 87　药物治疗顺时针 – 逆时针示意图

怎样用药物治疗使黏膜线的旋转恢复正常呢？

　　在真元转换的关键时间点，用药物给黏膜线一个应有的推动，使其旋转角度恢复正常，与大自然节律一致，这就是药物产生的作用。一般来说，药物剂量越大，作用越强。除此之外，由于黏膜线的运动是圆周旋转，那么剂量的选择还与黏膜线的旋转方向有关。

例如，某个人的人体节律总比大自然节律慢一拍，要使这个人的节律追上大自然场的节律，可以顺时针加快黏膜线的旋转，或者逆时针反向旋转黏膜线，转到与目标位置点同轴的点位上。

无论哪个点位，人体的轴和大自然场的轴就可以重叠，恢复到同步运行的状态。把这个模式应用到用药的药量上，假设将顺时针设定为补，逆时针设定为泻，像刚才的情况可以将黏膜线顺时针转 3 个刻度，也就是补药用 3g；也可以将黏膜线逆时针转 7 个刻度，就变成泻药用 7g。之前讲河图之数的时候，提到了生成之数，把 1 ~ 5 列为生数，6 ~ 10 列为成数。这说明了药物性质和药量的关系，药量的克数就是转几个刻度，药物的性质就是选择旋转的方向。要确定是顺着疾病的性质来，还是逆着疾病的性质来。我们常规的思维是一定要逆着疾病的性质来，因为我们要用药物去对抗疾病，方法是正治法。但是，中医的反治法，如寒因寒用、热因热用、通因通用、塞因塞用等，在临床上也会取得很好的疗效，这就是与黏膜线旋转角度和方向有关。如果我们懂得这个道理，就可以灵活选择正治法、反治法去治疗疾病。如果是治疗寒性疾病，我们可以选用温热药，以生数的克数去治疗；同时治疗热性疾病也可以用温热药，但是要以成数的克数去治疗。《黄帝内经》里讲到"少火生气，壮火食气"，说的就是这个道理。小剂量的温热药是补益的，大剂量温热药可以是清泻的。

刚才是在以客气举例，客气为洛书之数。洛书之数是以5为中点，所以1~4为生数，6~9为成数，这是用药的基本克数。有学生问："老师，我在用药时可不可以加倍？比如翻两倍、翻三倍？"实际上，临床可以这样调整，只不过是黏膜线多转几圈的问题而已。我们选择某个方子最主要的目的是什么？是要用这个方子去纠正身体的失衡状态，也就是寻找一个新的平衡点。其他的药物只要在这个基础上去确定药量是生数还是成数就可以了，当然可以加倍。但是这样不够纯粹，所以临床上我只用10g以内的药量，追求最纯粹的河图洛书之数。

即使这样小的药量，我也不需要患者全部喝完，有时只需要尝到药味即可。这是因为如果治疗的目的是为了消除症状，那么灭一把火要用一盆水，灭两把火用两盆水，当然要根据病情的轻重选择合适的药量。但我们仅仅需要去恢复患者的正常节律，就仅需要考虑生数和成数的对应关系，纠正的就是那一点偏差。如果用药能够在黏膜线由正转到反转的那个关键时机上发挥作用，那么就能起到四两拨千斤的效果。

当药物刺激到口腔黏膜时，其实就已经和治疗的靶点——黏膜接触到了，而且又是作用在关键时间点上，就能够对黏膜线的运转节律起到纠正作用。所以，处方中药物剂量比例的重要性远远高于药物的实际用量。其实，现在中医临床上遇到的最大问题是中药质量日趋下降，因为道地药材的供应越来越少，所以药量有逐渐加大的趋势。为什么我却反其道而行之，反而减小药量呢？因为我只借助了药物性味归经的特性，以及它的生数、成数对人体平衡趋势的考虑。如果能用7g解决问题，为什么要用到14g呢？让患者喝少量药就能对身体起到刺激作用，就不用让他把药物都喝完。

生数、成数的数字关系不仅可以应用在药物的剂量方面，针灸、推拿等中医特色疗法都能从不同的途径去调整黏膜，都可以应用到生数、成数的规律。但是无论是选择哪一种治疗方法，医师需要注意两点：其一，刺激的节点要符合循行规律。请注意，这里说的不是经络的循行规律，而是在人体气化过程中气血津液循行的流转次序。其二，刺激要通过手法结合方向。以针灸为例，这里的方向不是指往向心方向刺还是往离心方向刺，而是指进针的角度、提插的次数、捻转的方向和次数等，这些因素都会影响经络壁黏膜的旋转角度和方向，也是针灸的精妙之处。

除此之外，针灸、推拿需要重点关注"层次"。以推拿为例，医师到底按得有多深？按到了哪块肌肉和哪个渗透面上？小臂疼痛到底是哪条神经受到影响？等等。为什么经验丰富的针灸、骨科医师一上手就能了解病情呢？因为书本上画的穴位图都是实际穴位在人体表面的投影点，而临床实际选穴时要有立体的思维。体表穴位点是进入到这些经络、黏膜间隙的大门，是气血充盈之处，但是毫针进去以后针刺角度、方向、深度、力度、手法都是要考虑的事情。同一个穴位可以治疗不同病症，就是因为有上面这些注意事项。那些针灸名家，你在跟诊时应当着重关注人家操作的细微之处，比如捻针方向、圈数等等。正所谓"内行看门道，外行看热闹"，这些都和人体内部黏膜线有着直接关系（图88），刺激可以直接作用在经络壁的黏膜上，纠正黏膜线的旋转方向，使它恢复与大自然同步的状态。

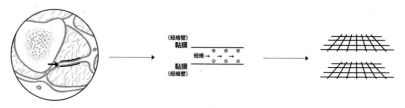

图 88　中医时间医学临床应用

中药治疗的道理与此殊途同归。再次强调，中药的性味归经是主要的，功效主治是次要的。因为功效主治是古人归纳总结的医学临床经验，虽然它们确实能够为医师的临床工作带来帮助，但不应当过度依赖，否则就容易陷入"舍本求末"的思维误区。中医气化时间医学所用的数字规律可以应用于多种中医治疗方法上。

到此为止，关于中医气化时间医学的基础理论部分已经告一段落，而理论的具体应用则是一个更加系统化的过程。如果本书能够引起读者对中医气化时间医学理论的兴趣，那将是我非常荣幸的事情。感谢大家的阅读，欢迎大家继续关注我的其他著作，希望可以为各位读者树立中医思维模式尽一份微薄之力。